你是你吃出來的

吃對少生病，病了這樣吃

夏萌 著

瑞昇文化

目錄

Contents

PART 02

不生病的奧秘——七大營養素平衡

PART
04

PART 05
病了怎樣吃？知道這四點就夠了 · 278

序言／Preface

我認識夏萌老師十多年了。在我記憶深處，她是一位學習力超強的醫生。當初她為了治好自己的病，走進了營養師課堂學習營養學，接著又參加了健康管理學習，更專程參加了金牌健康講師特訓，繼而走出醫院，走進社區，走上講臺。這些年，她經常掛在嘴邊的一句話就是：「患者是最好的老師，我們是並肩戰鬥的戰友，共同面對疾病，共同抗擊病魔。我特別感謝我的患者朋友們。」

從生病到康復，夏萌老師虛心學習和請教各路大咖，查閱各種文獻資料，孜孜不倦。十多年來，她從未間斷學習，後去美國、加拿大、日本、韓國等國考察，學習先進的營養健康理念與技術。在此期間，她更是成為安貞醫院首任臨床營養科主任，經歷了創立新科室的不易，每天與團隊一起探討營養知識，每天與不同科室臨床醫生一起解決各種疾病問題，積累的病例越來越豐富，解決方案越來越成熟有效，成功的案例也越來越多。

她反覆實踐、敢於創新，翻閱大量古今中外營養健康專著，結合十多年來十多萬患者的案例，先後舉辦了上千場講座，為百萬名聽眾科普講課，幫助更多的患者找到新的康復之路，總結出一套西醫與營養學結合治療疾病的新方法。

《你是你吃出來的》這本書適逢其時。在第二屆中國衛生與健康大會上發表的重點：沒有全民健康，就沒有全民小康。要把人民健康放在優先發展的戰略地位……隨著《「健康中國2030」規劃綱要》的推進，居民健康素養水平要提高到30%，重大慢性疾病過早死亡率要比2015年降低30%，人均預期壽命提高到79歲。因此，健康已經成為中國人民的頭等大事。

夏萌老師這本書不同於市面上常見的普通大眾營養書——它是一部臨床營養實踐方面的經驗總結，針對的是慢病患者、亞健康人群的營養問題。她在書中不僅分析了各種常見慢病的致病原因，更從臨床醫學角度提出了營養調理思路和解決方案。十年磨一劍，選自十萬患者的經典案例分享值得一看。每一位讀者都能從活生生的典型案例中找到自己的影子，這也是夏萌老師做電視節目和開專家講座的一貫風格與特點——讓枯燥的醫學知識因生動的案例而變得通俗易懂，便於操作。

本書不僅是夏萌老師十年磨一劍實踐經驗的總結，更是中國健康管理服務落地方案十年探索的結晶。本書從人為什麼會生病、不生病的奧秘（七大營養素的平衡）、中國人最應該參照的飲食標準以及中國人吃飯的誤區等幾個方面，以現代健康管理理論與營養方法為指導，結合臨床治療方案，系統全面、深入淺出地向讀者奉獻出一道實踐性和操作性極強而且易於消化吸收的知識營養大餐，可謂是健康科普和臨床營養結合的心血力作。

按照夏萌老師所述，認真做到「食飲有節，起居有常，不妄作勞」，就能「形與神俱，而盡終其天年，度百歲乃去」。

願天下人都健康起來，輕鬆活到100歲！

中國保健協會副秘書長

北京世健聯健商醫學研究院院長　魏躍

前言／Preface

01

成為一名臨床營養醫生，對我來說，純屬偶然。

1983年從醫學院畢業後，我進入天壇醫院神經內科工作。13年後，因為路途太遠加上體力不支，我調到了離家較近的安貞醫院，依然從事神經內科工作，每天按部就班地上班下班，寫病歷、開處方、查房、與患者溝通、關注患者的預後……儘管工作繁忙，常常感到精疲力竭，但做的是我喜歡的神經內科，每天都是快樂而又自信的。

本以為這樣的生活會一直持續下去，沒想到2000年冬天，一切都變了。

在一次感冒持續半個月之後，我發現自己血尿了。以前感冒發燒一直都是繞著我走，可從那次開始，別人感冒我發燒，一發燒就血尿。

為了搞清楚病因，我做了腎穿刺，病理結果顯示：35個腎小球有7個是硬化的。腎內科大夫說：這叫隱匿性腎炎，目前腎功能還可以，但是除了好好休息外，沒有更好的治療方法。別感冒，別太累，估計10年不會有大事。

10年？難道10年之後我就要走上透析的道路嗎？我才剛剛40歲出頭啊！

西醫沒辦法，我把希望轉向中醫，找到最擅長治療腎臟疾病方面的中醫大夫，吃了一年中藥，煮壞了5個中藥罐子，但是尿蛋白一直保持2～3個+，尿潛血一直是3個+。人變得越來越虛弱，走路走不快，上樓上不動。神經內科門診和病房的工作已不能勝任，只能勉強一周出三次專家門診。

禍不單行，接下來的身體檢查又發現我血脂高、血壓高，還有脂肪肝。

腎內科大夫建議我吃ACEI類降壓藥[1]，結果吃了才知道，這種藥會帶來嗓子癢、乾咳不止的不良反應；為了降血脂，我又開始服用他汀類降脂藥，最終渾身肌肉疼痛不已的副作用讓我不得不停藥。

一連串的打擊讓我終於明白什麼叫作沒有健康就沒有一切，明白了醫生和藥物不能解決的問題太多太多，當前的醫學對疾病的瞭解還遠遠不夠。

02

當我灰心喪氣、走投無路的時候，一個偶然的契機給我的身體帶來了轉機。2004年夏天，一位好朋友在報紙上看到我們醫院附近有一個營養學習班，勸我去學學，說也許對我的身體恢復有幫助。我半信半疑，去了。

剛開始，我以為我們醫生學習營養應該會很容易，畢竟讀醫學院的時候學過一點兒營養基礎知識，再說我在病房還給患者下過鼻胃管，開過營養液，有時還給患者開靜脈點滴脂肪乳、氨基酸，多少也和營養沾點兒邊，怎麼說也算是有基礎知識和臨床經驗的半專業人士。但是真正學起營養來，我發現自己根本聽不懂，所有的內容都似曾相識，可就是聯想不起來，更談不上說出來。

我靠死記硬背終於考試過了關。帶著對營養學知識的一知半解，圍繞自己的腎病，我把當時所有能找到的營養學書籍都看遍了。抱著試試看的態度，我開始在自己身上做試驗，每天認真地吃三頓飯，認真補充胡蘿蔔素、維生素E、維生素C和礦物質等保健品。

萬萬沒想到，經過3個月的營養調整，尿蛋白消失了！

潛血變成了1個+！又過了一段時間，潛血也消失了。

這簡直太不可思議了！

想一想，我自己身為一個醫生，醫學方面的知識、人脈、資源比起一般人要多多了，雖全力以赴治療了三年多，卻西醫中醫都無效，可用營養學的方法居然3個月就康復了！如果不是親身經歷，我一定會認為是天方夜譚，難聽一點叫胡說八道。

[1] ACEI類降壓藥：血管緊張素轉化酶抑制劑（ACEI），是一種抑制血管緊張素轉化酶活性的化合物。

我不禁問自己，為什麼這個奇跡會發生？營養素到底在我體內起了什麼作用？腎炎的種類很多，我的疾病的治癒是運氣使然還是有什麼規律可循？

繼續翻書、上網查資料、看營養研究方面的視頻，那段時間我幾乎把所有精力都放在了學習營養上。半年後，我慢慢地覺悟了，有種破繭成蝶的感覺。營養素好像在我眼前跳舞，個個都有著豐富的表情。我對營養知識的應用變得得心應手，身體也越來越好，從此不再請病假，門診、病房所有的工作量我都能與別人一樣完成。不僅如此，我撤掉了降壓藥，血壓、血脂、血糖完全恢復正常，脂肪肝也消失了。

03

恢復健康以後，我給患者看病的思路也和以前不一樣了：不再只是給患者做檢查和開藥，還更關注疾病的源頭。每一次我都會向患者詢問他們的生活方式，尤其平時怎麼吃飯是我必問的內容。作為一名臨床醫生，我開始嘗試按照看病的思路理解營養和應用營養學知識，將疾病臨床傳統思路和臨床營養學思路結合起來進行診療。

2005—2014年底，由此判斷整整10年，我用這種西醫與營養學結合診療的方式診治了約十萬患者，包括患有腦卒中（中風）、糖尿病、高血壓、帕金森病、老年癡呆症、癲癇，以及伴有冠心病、腎病的患者，還有一些重症患者。這些病例為我提供了非常重要的第一手資料，也為我運用這種綜合方式進行診療增添了不少底氣和信心。

2009年，衛生部下發文件，要求全中國三甲醫院必須成立臨床營養科，並且要求科主任必須是副主任醫師以上的臨床醫生。我毛遂自薦，成為一名營養科醫生，在我們醫院組建了臨床營養科。在我們科室裡，營養科醫生、營養師和營養科護士各司其職、相互配合，每天在一起工作、學習、討論病例，與不同科室臨床醫生一起解決問題。

營養科醫生和營養師有什麼不同呢？或者說，臨床營養科主任為什麼要強調有臨床背景呢？

因為臨床醫生要在醫學院校學習五年臨床基礎知識，工作後幾乎天天都要與患者打交道，用最短的時間去收集病史、判斷疾病、鑒別診斷、開出處方，憑藉嚴格的臨床工作能力訓練和臨床上的摸爬滾打養成標準的臨床思維模式。對臨床醫生來說，患者的病史、既往史，化驗的變化，輔助檢查的改變，每一樣都很重要，由此判斷哪項治療方案影響了病程的走向，分析化驗及輔助檢查的變化原因。臨床醫生不但看重結果，更關心是否有循證醫學證據。

臨床營養科要用營養來解決臨床問題，而不是僅僅只做配餐工作，因此必須具備臨床診療思路，才能夠面對臨床上可能出現的各種狀況。

對來營養科就診的每個患者，我都要仔細詢問他的生活習慣。隨著臨床上積累的病例越來越多，慢慢地我意識到自己罹患腎病、隨後好轉的過程並不是偶然發生的。不同患者的致病原因有非常多的共通之處，問題最為集中的是飲食習慣不良。

我一次一次地問，一遍一遍地輔導，患者們通過實踐後告訴我：效果棒極了！

例如，大家熟悉的高血壓。

高血壓患者大多最愛的食物有兩種：麵條和鹹菜。當我讓他們把麵條和鹹菜都戒掉之後，血壓開始明顯下降。為什麼叫作「戒掉」？因為患者對這類食物像成癮一樣不願意捨棄，我每次都要費很大工夫向患者解釋。好在患者每個月都要取藥，複診時我會再次強調這項醫囑。慢慢地，患者血壓開始往下走，降壓藥也逐漸減少，多數患者能從原來的每天吃3種藥減到一天吃1種藥，感覺越來越舒服。我甚至不得不讓一些患者把降壓藥完全停掉，為什麼？因為血壓太正常了，哪怕吃半片降壓藥，患者的血壓都顯示有點偏低。

再如糖尿病。

我發現很多糖尿病患者太喜歡喝粥、吃米和麵了，滿腦子都是「沒有主食就不叫吃飯」。我讓患者把粥戒掉，教患者吃飯怎樣吃得雜、吃得健康。患者們用一次又一次的化驗結果告訴我，飲食調整確實有效，血糖平穩下降，降糖藥也在逐漸減少。

還有現在日漸高發的帕金森病。

帕金森病是神經系統變性疾病。西醫對帕金森病的傳統治療是最為無奈的，除了幾種常用藥以外沒有其他辦法。患者在這幾種西藥中換來換去，劑量越來越大，行動卻越來越困難。幾十年來，我們神經內科的大夫對這種情況已經司空見慣，因為全世界對帕金森病的治療方法都一樣，一直沒有什麼突破。但是近十年來，我把臨床營養帶入到患者的治療過程中，經過觀察證實，依從性好的患者一旦按照我說的辦法去做，吃好三頓飯，用食物給大腦補充營養，病情大多都十分穩定，有的患者甚至患病十年都可以做到不增加藥量，生活能力和身體狀態不走下坡路。

04

對醫生來講，患者是最好的老師，我特別感謝我的患者們。

有時候我也會遇到解釋不了的問題，就去看書、找資料，在患者複診時再把新的營養知識傳授給他們。他們會毫無保留地信任我，告訴我他們自己的問題、感受，按時去做檢查和化驗，又會按照新的營養方案去調整。在治病這條路上，我和患者更像並肩戰鬥的戰友，共同面對疾病，一起摸著石頭過河。看到患者的面色好轉，精神變好，化驗單上那上上下下的箭頭一個一個在消失，說明他們的身體裡細胞在修復，代謝在改變，我越來越堅信除了藥物以外，還有營養治療這條路可以把患者從泥潭中拉出來。

記得有一位51歲的患者，因為主動脈夾層[1]在我們醫院做手術。手術做得很成功，但是患者的狀況卻越來越不好，先後發燒、肺部感染、無尿，在ICU裡遲遲出不來。

心外科醫生找到我去會診的時候，患者已經在ICU住了20天，昏迷，氣管被切開，胸骨前面切開的傷口還沒有癒合。由於無尿，已經上了透析機。

我扒開患者的眼睛：患者的雙眼鞏膜黃染，肝功問題嚴重。

一抽患者的胃管，抽出很多胃液，說明胃已經不能蠕動。

更可怕的是，患者血壓已經下降，用了兩種升壓藥，血壓才勉強維持正常。

幾十年的臨床經驗告訴我，這個患者危在旦夕，如果最後這一招升壓藥再不管用，就沒救了。

這種情況，我過去在神經內科的時候常常遇到。那時我和大多數醫生一樣，把可以想到的方法都用遍後，唯一能做的就是一遍一遍地下病危通知。

但現在的我認為，這一刻還可以有所作為——給生命最基本的營養支持。

在給方案之前，我們除了要仔細瞭解治療過程以外，還要瞭解患者平時的習慣。一問患者家屬，他夫人告訴我：他吃素，從來不吸煙，不飲酒，每天都運動。

我明白了，他由於長年缺乏蛋白質，導致大血管變得很脆弱，手術前已經營養不良，經過大手術的打擊，體內營養儲備已被全部掏空。

於是，我立即在會診單上寫了靜脈裡給什麼，鼻飼裡給什麼，出發點全是如何把患者身體需要的能量和營養素儘快補上去。

按照這樣的方式治療了3天后，主治醫生告訴我，血壓不用升壓藥也能穩定住了。這是第一步，成功了！

接下來，我要讓腎臟工作，於是照著這個方向調整了一下方案。

按照新方案治療了3天，患者開始有尿，之後是多尿期，再後來，完全可以正常排尿。

兩周之後，患者已經可以坐在病床上吃飯。

四周之後，患者出院。

出院後，患者家屬一直向我諮詢怎樣調養身體。根據我給出的方案調養6個月後，患者已經可以上班。

大家聽完這個病例，是不是覺得很神奇？

其實在重症搶救方面，營養支持已經成為最基本的治療手段。經濟發達國家醫院裡的

---

[1] 主動脈夾層：動脈內膜局部撕裂、剝離，在動脈內形成真假兩腔。

ICU工作人員中必定有營養科醫生，中國一些大醫院的搶救室裡也已經有了營養科醫生的身影。臨床營養學能夠發揮的作用完全超出大眾一般認為的食品營養和大眾營養範疇。

05

不僅如此，臨床營養在慢病防治方面也能起到非常重要的作用。

我曾是神經內科醫生，又是在以心血管疾病專業著稱的安貞醫院工作，所以有機會見到大量心腦血管病患者，他們中很多伴有高血壓或糖尿病。在學習營養學之前，我只會用藥物去幫助患者，但是，現在不同了。

曾經有一個46歲的患者，體檢時發現血糖高，查了兩次都是16毫摩爾／升，醫生讓他服用兩種降糖藥來緩解。他自己也開始注意生活方式的管理，每天運動，控制喝酒。一周之後，他的血糖逐漸降到了8毫摩爾／升。經人介紹，他來到我的門診諮詢平時吃飯需要注意什麼。我詢問病情後，第一感覺是他要發生低血糖了，因為這一周血糖降得太快了。藥物在一周後達到平衡濃度，所以他的血糖很有可能還會往下走，而且現在我若不對他的飲食進行調整，血糖下降的速度還會加快。

我給他做了飲食調查，發現他平時會吃很多米麵，尤其愛吃麵條，每天晚上如果不吃麵條就很擔心夜裡會餓醒。

大家可能不知道，麵條這種食物，吸收得太快，很容易升血糖，也很容易餓。他選了麵條做晚餐，除了痛快痛快嘴外，百害而無一利。我讓他把晚飯的麵條換成一根老玉米，平時多吃些瘦肉，每天必須喝牛奶。我一說增加肉類，這個患者的眼睛瞪得老大，驚訝地說：「我都糖尿病了，還能吃肉嗎？」

當然可以吃，混合性食物中如果有肉類，會降低餐後血糖的上升速度。

我詳細給他解釋了其中的原因後，他表示接受，決定按照我說的方法進行調整。

臨出門前我又叮囑他一件事：「你現在必須停掉一種藥，每天測血糖，如果血糖正常了，一定要把另外一種藥也停了。」

他很疑惑：「不是吃了降糖藥就不能停了嗎？」

我耐心地解釋：「因為你已經開始運動，並且控制了飲酒，現在又開始從飲食上努力調整，這些都是降血糖的有效方法，此時如果加上藥物降血糖的力量，很容易出現低血糖的症狀，輕則昏迷，重則死亡。」

後來這個患者靠營養和運動相結合的方法，真的把兩種降糖藥全部停掉了，到現在已經四年了，血糖一直正常，腰部的游泳圈沒有了，人也變得很幹練。

所謂慢病，就是慢慢養成的病，康復起來也需要慢慢調整。這些能夠康復的患者不過是把人人都能聽懂的道理落到實處，做到了大多數人做不到的堅持。

06

十多年來，我把學來的營養知識教給我的患者，發現那些經過調理的患者藥吃得越來越少，身體越來越好，真正體會到咱們老祖宗常說的「食物是最好的藥物」，也真正明白了「健康掌握在自己手中」這句大俗話所言不虛。

我看病時，習慣一邊用西醫的方法治療，一邊為患者做生活方式管理，受到很多患者的歡迎。他們中很多人還會介紹親朋好友來找我看病，我的專家門診患者也因此越來越多。我常常想，在診室裡我能夠幫助的患者是有限的，如果能夠走出診室做科普，讓知識傳播得更遠，也許能夠幫助到更多人防患於未然，幫助更多患者找到新的康復之路。

抱著讓更多人保持健康、從營養學中受益的初衷，這些年我到處講課，寫科普文章，在電視節目上講解臨床營養的魅力。現在我寫出這本書，把自己多年的心得體會寫出來，與大家分享。

如果說這本書與其他營養書有什麼不同，可以總結為以下幾點：

第一、這本書不是講食品營養，也不屬於大眾營養，而是一本臨床營養實踐方面的經驗分享，針對的是慢病患者、亞健康人群的營養問題，分析原因，從臨床醫學角度提出營養調理思路和方案。

第二、分享真實的典型病例，從常見誤區以及常見疾病入手，讓枯燥的醫學知識因生動的案例變得通俗易懂。相信很多讀者看完都會忍不住對號入座，覺得「這說的不就是我嗎」「原來只需要這樣做」。

第三、書裡沒有具體的食譜，而是告訴大家怎樣吃才對，給大家健康飲食的原則和標準，幫助大家舉一反三。

感謝17年前的那場病，讓我改變思路，從一個純西醫大夫成長為一個營養科醫生；也感謝每一位信任我的患者，正是他們的親身實踐顛覆了我的傳統治療思維，讓我在專業上能夠不斷成長；更感謝安貞醫院給我臨床營養科這個平臺，讓我鍛鍊提高，並在臨床營養學這條路上越走越遠。

醫生如果學會了營養學，將如虎添翼；普通人如果學會了營養學，將受益終身。

願我在本書中寫到的這些深切體會，能拋磚引玉，幫助你我他，幸福千萬家。

夏萌

PART／01

慢病時代——飲食革命帶來防治新契機

我們活在快餐當道的世界，身體卻困在了石器時代

國際上有個標準，壽命等於成熟期的5～7倍者為長壽。按照這個說法，長壽之人應該能活到100～175歲。可是到目前為止，全世界還沒有任何一個國家的人均壽命能夠達到或接近這個標準。

2015年5月，世界衛生組織（WHO）發佈了《世界衛生統計報告（2015）》。報告指出，從總體上看，截至2013年，全世界人口的壽命都較以往有所增加。中國在此次報告中的人均壽命為：女性77歲，男性74歲。鄰國日本，人均壽命在全世界排名第一，國民平均壽命為84歲。

有人可能說：日本人吃魚多，所以長壽。那吃肉、吃油、吃加工食品特別多的美國人呢？該報告上顯示美國女性的平均壽命為81歲，男性為76歲，依然超過了我們。

為什麼中國的人均壽命落後於其他國家那麼多呢？

過去，影響中國人均壽命的因素主要是饑餓、戰爭，還有各種感染。另外，產婦死亡、嬰幼兒夭折等也是影響平均壽命的因素之一。隨著國民經濟的發展和科技的進步，現在人們的溫飽不成問題，婦幼保健也非常成熟。在經濟不斷發展的和平年代，一個人如果沒有致命的外

傷，沒有嚴重的感染，也沒有接觸過像SARS病毒、埃博拉病毒這樣感染性很強的病毒，為什麼還是不能終其天年呢？

我問過許多人這樣的問題：「你覺得自己能活多久？」

大多數人回答得含含糊糊：「80多歲吧。」

再問：「為什麼不能超過100歲？」

很多人會說：「說不清，我看周圍的人都這樣。」

那到底是為什麼呢？

疾病的本質：細胞損傷速度超過修復速度

我們知道，人體是由細胞組成的。一般情況下，當細胞死亡數達到總量的20%時，人就會死亡。

在沒有外界干擾的情況下，細胞的生命週期基本固定。比如血管的內皮細胞1天就會死亡；胃黏膜細胞3～5天更替一次；肺表面的細胞壽命是2～3周；皮膚最外面的角質層細胞28天左右就要換新；肝細胞能存活150天左右；心臟細胞更新速度要慢很多，大約需要20年；而大腦細胞一生一世不再更新。

所以，人的一生中，體內大部分細胞都在不斷更新，通過再生來修復損傷，這一生就是一個細胞不斷自我修復的過程。而生病的本質，就是細胞損傷的速度超過了細胞修復的速度。去除遺傳（如染色體或基因異常導致的疾病）、外因（如來自他人疾病的傳染或者車禍、灼燒等造成的外傷）等先天和不可抗因素，在我們平時的生活中，究竟是哪些因素造成細胞損傷，又是哪些因素影響了細胞修復呢？

答案就是不健康的心理或者不合理的飲食、運動、睡眠等生活方式。

我們最常見的冠心病、高血壓、糖尿病、腫瘤、抑鬱症、氣管炎、哮喘、慢性腎病等疾病，都是由不恰當的生活方式引起的，醫學工作者將這些疾病統一歸類為慢性非傳染性疾病，簡稱「慢病（慢性病）」。

治療慢病的醫療花費大，死亡率、殘疾率高，比車禍、戰爭造成的死亡和殘疾人數要多得多。據統計，中國每5人中就有1人確診為慢病患者，慢病導致的死亡人數占中國總死亡人數的85%。

多年來，很多國家都在想盡辦法阻止慢病的發展，其中最主流的方式就是對抗療法——血壓高了用降壓藥，血糖高了用降糖藥，腫瘤長出來了切除，哮喘用抗哮喘藥等等。結果呢？錢花了，罪受了，人還是走了。得慢病的人越來越多，無法預防；慢病患者的病越來越嚴重，無法治癒。這些，究竟是為什麼？

因為治療方向錯了——這種對抗療法以前是用來針對外來因素給人體造成的疾病。例如外傷、病毒感染導致的疾病，常採用止血、抗炎、搶救和預防接種等方式，但並不適用於慢病。慢病是行為方式錯誤造成的，矯正錯誤行為才是根本。

當一個人長時間坐在電腦前的時候，一根又一根抽著煙感覺自己像活神仙的時候，無限制追求美味而樂此不疲的時候，熬夜加班加點創造人生輝煌的時候，健康狀態正在一點點偏離正常軌道。此時會出現一些我們常說的亞健康狀態，正是身體向我們發出的求救信號，如易疲勞、疼痛、過敏、咳嗽、便秘、腹瀉、血壓增高、血糖上升……這時候應該糾正錯誤的生活方式，把造成問題的原因解決掉，規律作息，增加運動，戒煙戒酒等等。但大多數人的選擇卻是吃藥，把症狀壓下去，咳嗽用止咳藥，便秘用瀉藥，血壓高吃降壓藥，血糖高拿著胰島素針一次次扎向自己的身體……

心臟搭橋、血管裡放支架、溶栓、切除腫瘤……這些快刀斬亂麻的方式其實都是無奈之舉，屬於臨時抱佛腳，而許多人卻覺得這就是獲得健康的終南捷徑，甚至跑遍全世界去尋找保健品或者各種民間秘方，指望著用某種靈丹妙藥來擺脫痛苦。結果呢？並沒有得償所願，疾病和痛苦依舊，壽命也沒有延長多少。其實真正的「靈丹妙藥」就在我們身邊、我們手中，可很多人都選擇視而不見。

追根究底，慢病源於各種不平衡，比如缺乏睡眠、長期吸煙、大量飲酒、不運動或者運動過量、飲食不平衡、壓力太大，等等。這種不平衡加速度越快，累加種類越多，得慢病的可能性就越大，而且患病年齡大大提前。

睡眠、運動、吸煙、飲酒等都屬於生活方式，為什麼我在這本書裡偏偏要把飲食單獨提出來作為重點講呢？

因為在細胞損傷和修復的博弈過程中，能給細胞修復提供原料的只有飲食。

就如同一個天平，左邊有五個砝碼——睡眠、運動、吸煙、飲酒、心態，右邊只有一個砝碼——飲食，左邊的錯誤累加都會要求右邊砝碼加重。左邊是損傷和消耗，右邊是修補損傷和補充消耗，左邊每一項的不正確都是對右邊飲食營養補充的挑戰。

人體細胞的自我修復能力取決於兩個主要因素，一個是與生俱來的細胞生命週期，另一個是後天的營養狀況，即先天因素和後天因素。先天因素（細胞固有的更新週期）決定了修復速度，後天因素（營養狀態）決定了修復質量。

當細胞修復速度低於損傷的速度，病情會加重。比如一個人患高血壓，一直吃同一種藥，最近突然血壓升高明顯，並且血糖也開始升高，還出現頭暈等症狀，說明他身體細胞近來的修復速度低於損傷的速度。

當細胞修復速度等於損傷的速度，病情會常年拉鋸，表現為病情平穩，但總也纏綿不去。例如，一個人患糖尿病幾十年，一直吃二甲雙胍[1]，劑量不增加，血糖依然能保持基本穩定。

當細胞損傷速度降低，增加了修復原料，也就是營養方向正確了，並且長期堅持下來，疾病就會向好的方向發展，甚至有可能痊癒。比如一個人戒煙了，對呼吸道的損傷減少，再對症補充些營養，這個人的慢病支氣管炎就會好轉。

從這個層面講，我們可以得出如下結論——疾病的發展，就是細胞損傷和細胞修復之間的博弈。

慢病患病時間較長，這實際上給了我們修復自己細胞的機會，也就是說我們可以有時間找出細胞損傷的原因，去除損傷因素，再加上有針對性地補充細胞修復成分，身體就會越來越健康。換句話說，慢病是可以預防和治癒的。當然這裡有一個前提，就是細胞損傷程度還不到無可挽回的情況下。有些嚴重損傷是無法再修復的，比如腎功能衰竭、已經心肌梗死的組織、腦血栓之後壞死的腦組織等。

修復細胞損傷的唯一原料：食物中的營養素

有人說上帝造人，但是我要說：食物造就人。

因為對人體來說，除了「吃」是攝入，其餘種種活動都是消耗輸出，比如運動、思考、熬夜等等。

那吃什麼？怎麼吃呢？

我們常說，不能偏食，要注意搭配。每一種食物都含有自己獨特的營養素，但不全面。只有通過進食多種食物，適當搭配，平衡膳食，才能讓身體獲得所需的全部營養。這些營養，從臨床醫學角度準確地描述，叫作七大營養素，包括：

- **碳水化合物（又稱為醣類，包括葡萄糖、果糖、麥芽糖、澱粉等）**
- **蛋白質（分為必需氨基酸和非必需氨基酸）**
- **脂類（分為脂肪和類脂。脂肪又叫三酸甘油酯，分為必需脂肪酸和非必需脂肪酸；類脂包括磷脂、膽固醇、膽固醇脂、糖脂）**
- **維生素（分為脂溶性維生素和水溶性維生素）**
- **礦物質（分為常量元素和微量元素）**
- **膳食纖維（分為可溶性膳食纖維和不可溶性膳食纖維）**
- **水**

準確地說，平衡膳食是指選擇的食物能滿足成人和兒童對能量及各種營養素的需求。

[1] 二甲雙胍（ㄍㄨㄚ）：為雙胍類口服降血糖藥。

這裡的需求是指人每一天的輸出，包括：為細胞新陳代謝提供能量，為新生細胞更新提供結構原料，為人體新陳代謝提供媒介，維持腸道細菌均衡，等等。這些都要消耗各種營養素，比如維生素、蛋白質、脂肪等。

搞清楚消耗量，以此作為每一天攝入食物的標準，並且堅持完成自己應該達到的營養平衡，這個人就是健康的。

那人體每天都消耗了哪些營養素呢？

一個人如果躺著不動，室溫保持在20℃～25℃，測出來的能量消耗稱為基礎代謝。一般來講，男性為1400千卡／天左右，女性在1300千卡／天左右。除此之外，人體消耗主要包括以下幾個方面：

第一、運動方面。運動量大家都不一樣，經常運動的人和體力勞動者消耗的碳水化合物要更多一些。

第二、心理方面。大腦消耗的營養素與肌肉消耗的營養素不一樣，用腦越多越需要多補充蛋白質、維生素、礦物質，還有脂類中的膽固醇、磷脂和大家都很關注的DHA[1]和EPA[2]。

第三、熬夜。消耗的營養素會更多，如維生素A、維生素B群、磷脂和蛋白質等。

第四、吸煙。需要更多的抗氧化劑來對抗尼古丁等毒素對人體的傷害。

第五、喝酒。傷肝，需要更多的營養素來修復肝臟細胞，如維生素B群和蛋白質。營養要做到「量出為入」，吃進去的食物裡所含的營養素如果等於以上這幾項的消耗，基本就平衡了。

這麼看起來，是不是很複雜？這麼複雜的問題，有通用的食譜可以解決嗎？當然沒有，必須因人而異。身高不同，性別不同，所處環境不同，能量輸出的多少必然會有所差異。這麼細微的差別，只有自己最清楚，所以為了健康，每個人都要掌握一點兒營養學知識。

比如，我們現在都提倡低鹽，要求每天吃鹽不要超過6克。但是，在南方潮濕悶熱的地區，尤其是夏天，就不能要求一定要低於6克了。

有一次，我去福建的一個醫院講課，講到要根據一個人的消耗量來決定這個人的攝入量時，我說，要因人、因地而異，出汗多的地區可以喝湯、吃米線或者麵條，甚至可以吃點鹹菜，但是北方人以及整天在空調房間裡工作不出汗的人就一定要減少鹽的攝入。

課後，醫生和護士們告訴我：「終於明白我們醫院的急診室為什麼會來很多低鈉血症的老年患者了。」就是因為福建地區潮濕悶熱，人們本來就出汗多，再加上許多老年人不習慣家

[1] DHA：俗稱腦黃金，是一種對人體非常重要的不飽和脂肪酸，屬於ω-3不飽和脂肪酸家族中的重要成員。

[2] EPA：又稱血管清道夫，是魚油的主要成分，是人體必需的幾種ω-3脂肪酸之一。

裡開空調，而且每天出去運動，隨汗液流失的鈉鹽就多。老年人又講究要吃少鹽清淡的食物，如果不注意及時補充鈉鹽，人們很容易在大汗後出現低鈉血症。

所以不是一個食譜就可以覆蓋全中國，也不是一個營養配方就可以包治百病。

藏在飲食中的七大營養素如何修復細胞損傷

如果我們把細胞比喻成一個工廠的車間，細胞膜就相當於車間的外牆、窗戶和門，細胞器相當於車間裡的機器，細胞核裡的DNA相當於車間總指揮，細胞質則相當於車間中流動的空氣。讓我們來看一下，它們用到了哪些營養素：

如果把一個人身上所有細胞的膜收集起來進行檢測，我們會發現裡面實際上主要是三種成分：蛋白質、磷脂、膽固醇。磷脂所占的比例較高，占50%～70%，膽固醇占30%左右，蛋白質占20%左右。還有一點醣類物質，如醣蛋白或醣脂，占膜重的2%～10%。

除了水分子，許多營養素是不能隨意出入的。細胞膜上的蛋白質根據DNA的指示決定對哪些營養素實行開放政策，這些被批准的營養素一定是有助於修復細胞結構或者細胞代謝的營養成分，比如氨基酸、葡萄糖、鉀、鈣、磷等，轉運多少則要看細胞需要多少。

細胞核裡有DNA，是細胞的司令部，記載著所有細胞應該執行的程序。細胞核的膜叫核膜，和上面說的細胞膜結構一樣，由磷脂、蛋白質、膽固醇等成分組成。這個膜上有很多孔，細胞質中的營養物質可以通過核孔進入細胞核裡。核膜上有大量的多種酶，可進行各種生命活動。

細胞裡的細胞器之一內質網，具有承擔細胞內物質合成和運輸的作用。比如合成蛋白質、參與激素的合成與運輸等等。

還有一個叫作高爾基體，它的主要功能是將內質網合成的蛋白質進行加工、對比、分類、包裝，然後分門別類地送到細胞特定的部位或分泌到細胞外。

這兩個重要的細胞器也都是膜結構，裡面有大量的酶和蛋白質。

所有的細胞工作都需要能量。負責產生能量的線粒體很像工廠的大鍋爐，這個大鍋爐裡一般情況下燃燒的是葡萄糖（碳水化合物中的一種）。當葡萄糖不足時燃燒脂肪，蛋白質不能直接被燃燒，要在肝臟中轉化成葡萄糖以後才能成為能量。

人體細胞每天都要更新，這個由細胞核裡的DNA負責控制的新生細胞誕生程序與生俱來，是幾百萬年來老祖宗不斷修改而成的，我們稱之為「新陳代謝」。新陳代謝是生物體內全部有序化學變化的總稱，是生命現象的最基本特徵。如果新陳代謝停止了，生命也就結束了，由此可見其重要性。而這麼重要的過程中，通過我上面對細胞某些重要組成部分的分析，我們可以看到，新陳代謝的過程中每一分每一秒都離不開七大營養素的支持。

那七大營養素究竟為細胞做了什麼呢？

第一、為細胞新陳代謝提供能量。

能量一般來講感覺得到但是看不到，比如一個人走路、說話，能量大的人聲音大，走路快步如風；能量小的人正好相反，聲音細微，步履蹣跚，這都是能量是否充足的表現。

第二、為新生細胞更新提供結構原料。

人體結構是可以用肉眼看得見的，比如這個人的個子高矮、胖瘦、肌肉是否發達、頭髮是否濃密、皮膚是否有彈性，等等。

人體主要由蛋白質、脂類（脂肪酸、磷脂和膽固醇等）構成，同時需要維生素和礦物質的協助。

第三、為新陳代謝提供媒介。

人的新陳代謝是在酶的催化下完成的。新陳代謝速度越快，需要的酶越多。酶是從哪裡來的呢？是從食物中的營養素轉化來的。酶的主體部分是蛋白質，輔助部分叫作輔酶，輔酶的主要成分是維生素和礦物質。

另外，內分泌系統是調節細胞代謝的重要角色。它分泌的激素分為蛋白質類激素和膽固醇類激素，比如甲狀腺素、胰島素都屬於蛋白質類激素，腎上腺素就屬於膽固醇類激素。所以說一個人吃動物性食品，比如雞蛋、動物內臟、肉類，裡面有蛋白質和膽固醇，這些正好是形成激素的前體。

第四、養腸道細菌。

腸道裡尤其是結腸中存在大量細菌，體積很小，數量很多。人體由40兆～60兆個細胞組成，而我們身上的細菌數量是人體細胞數量的10倍，並且主要在腸道裡。腸道裡的細菌靠食物中的膳食纖維養活。

總結起來，食物進到人體中有四個主要去向：給細胞提供能量、成為細胞結構、調節細胞代謝、養腸道菌群。

給細胞提供能量——主要靠碳水化合物類，也就是糧食、水果等。

成為細胞結構——主要靠蛋白質類和脂類，主要存在於肉、蛋、奶、魚中。

調節細胞代謝——蛋白質類和膽固醇類，還有維生素、礦物質。

養腸道菌群——食物中的膳食纖維。

這就是七大營養素修復細胞損傷的方式。那要達到平衡，究竟應該吃什麼、怎麼吃呢？

防治慢病吃什麼：35%動物類食物+65%植物類食物

人體40兆～60兆個細胞分佈在人體特定的部位，執行特定的功能。比如肌肉細胞分佈在肢體上，執行收縮動作，完成運動功能；視網膜細胞獲得光刺激，從而讓人能夠看見物體；腦細胞像網絡一樣完成信息的傳遞……各種細胞的形成是基因選擇性表達的結果。基因決定了心臟怎樣跳、肝臟做什麼功、腎臟幹什麼活，決定了人應該睡多長時間、應該幾點起床幾點睡覺、應該喝多少水、應該吃多少食物以及運動的時間和程度。

當人們順應基因確定好的細胞需求去生活，就能長壽；如果一味地任性，想吃什麼就吃什麼，想幾點睡就幾點睡，生活方式與基因編碼不對等，疾病就會找上門來。

說到這兒，大家要說了，在飲食方面基因到底說了什麼呢？

如果我們能確切知道基因上關於飲食方面的編碼就好了，這樣我們就能夠按照上面的指示，讓吃什麼就吃什麼，讓吃多少就吃多少。可是按照目前的科學技術，飲食方面在基因上的編碼還做不到精確定位，但是有一個非常簡單的方法可以讓我們初步瞭解基因的表達：回顧人類發展史，從中找到一些規律。

舊石器時代：首次葷素搭配，腦容量激增

從大約距今250萬年前開始，非洲東部地殼發生變化，完全靠採集植物為生的古猿只好下地尋找食物，就此開始了葷素搭配的飲食結構。只為充饑的行為，帶來的卻是食物鏈的增寬，大腦變得聰明，體格更加健壯，開始了向人類方向的進化。

環境造就了人類生存的條件，葷素搭配及食物鏈的增寬成就了人類的進步。

大約80多萬年前，有部分人種發現野火燒過的動物肉既好吃又好消化，於是把火種引進了山洞，這使得人類又前進了一大步。把打來的動物煮熟或者烤熟了吃，攝入的蛋白質和脂類更容易消化吸收，大腦獲得了更多滋養。

由於獲得肉食要比採摘野果和樹葉困難得多，在追逐和格殺野獸的過程中要鬥智鬥勇，人類體格變得更加強壯，生存技能日益精進。同時，葷素搭配的飲食變化又使大腦發育獲得了更多的必需營養素。

正如恩格斯所說：「從只吃植物過渡到同時也吃肉，是古猿轉變成人的重要一步。」在生存環境和飲食方式改變的過程中，我們的老祖宗逐漸開始直立行走。

這時的人類在外形上有一些非常重要的特點：腦容量顯著增大（由於大腦獲得了更多的營養素，從而促進了大腦的快速發育），下巴逐漸收縮進去，牙齒也變小了（由於食物煮熟後容易咀嚼和消化）。

在那個狩獵年代，要獲取肉食，就要從早到晚在荒山野嶺中追逐動物。人類在動物裡不是最高大的、不是最有力氣的，要圍攻一個大型動物很不容易，大家要團結一心，開始動腦筋想辦法。也是從這一階段，人類開始有意識地製造一些石器，開啟了舊石器時代。

農牧時代：食譜變窄，進化停滯

15萬年前的人類和現代人類在外觀上除了某些原始性外，已基本相似，人類學家把他們叫作智人。

15萬年前，人類已經能夠人工取火、製造工具。隨著工具的使用和社會的發展，人們開始在原野上選擇一個適當的地方搭建柵欄，把一時吃不完的野馬、野牛或鹿驅趕進去，讓它們暫時生活在那裡，形成了畜牧業的雛形。

公元前9500年—前8500年，人們把一些野菜、野果的種子留下，開墾出一片土地去種植，這就是農業的萌芽。

人們種植大麥、小麥、豆類、蔬菜和水果等農作物，不再為馴化豬、牛、羊、馬、駱駝等動物四處遷徙，不再居無定所。

到大約5000年前，農業革命已經橫掃歐洲、亞洲、非洲，人類不約而同地選擇了這種安逸的生活方式：春天播種，秋天收穫。人們開始有時間琢磨其他事情了，比如文字、藝術、製造工藝等，人類文明時代開始了。

但是從營養素的獲取來講，農業革命的開始實際上是食物營養下降的開始。人類不再需要與大型動物搏殺，每天吃的食物是主動種植的植物或者飼養的動物，食譜變窄了；由於植物類食物的增加，糧食、蔬菜、水果等從種植到收穫到儲存都變得越來越容易，動物類食品開始減少；再加上人們不再需要像1萬年前那樣在自然界追逐獵物和主動採集各種食物，而是去附近交換或購買，體質逐漸衰退。

農業的發展大大改變了人類的飲食結構，肉類食物比例減少，植物類食物所占比例明顯增多，定居生活帶來的是人類大腦增容和體質增強的戛然而止。

工業革命時代：人工食物出現，慢病流行

200多年前，歐洲的工業革命再次讓飲食結構發生了巨大變化：人類獲得食物更加容易，可以有更多空閒去享受美味；自動化代替了人工勞動，人們足不出戶就可以獲得食物；冰箱、食品添加劑和特殊的食品加工方法，解決了食物儲存中的困難，新鮮食物反而變得稀少；化肥、催熟劑等縮短了植物類、動物類食品的成熟期，人們有更多的時間去學習、創造、享受。人類似乎走到了有史以來「人定勝天」的高峰。

這一切帶來的後果是，幾乎所有食物中的營養素都在貶值。據日本2006年發佈的一則調查顯示，和20年前相比，菠菜的營養素只剩下了不到20%。

與此同時，食品安全成為重要問題，一些從未在我們生活中出現的食物出現了，比如：

- 各種添加劑：口味劑、防腐劑、保鮮劑、色素等。
- 工業生產的反式脂肪酸（人造奶油、起酥油）。

- 精米、精麵。精米、精麵是近幾十年工業發展的結果，老祖宗吃的是五穀雜糧，那時候食物加工要靠手工，不可能製造出精細的米和麵。
- 精米、精麵衍生出的各種食物，比如各種點心、麵條、米粉等。
- 各種小食品，如膨化食品、糖果、口香糖等。
- 各種飲料。老祖宗喝的是乾淨的河水、燒開的水、礦泉水和茶水。
- 各種方便食品：方便麵、餅乾、膨化食品等。

回頭看，人類曾經是地球上攝食種類最多的動物，以葷素搭配的飲食結構為最鮮明特色。相比其他動物要豐富得多的營養素攝取，讓人類逐漸進化，成為世界的霸主。但是近1萬年來的農業革命，以及近200年的工業革命，讓一些細胞不認識的不速之客成為人類習以為常的盤中餐，人們對食物的追逐變成了等待它的成熟和不費吹灰之力的購買。

毫無疑問，從飲食方面而言，葷素搭配、食譜變寬是人類進化的催化劑，而飲食結構的變化、食物獲取方式的顛覆正是飲食方面讓人類受困於各種慢病的主要原因。

從數萬年前茹毛飲血的舊石器時代到現在，我們的基因結構和消化系統基本上沒有改變，然而我們的飲食結構卻有翻天覆地的變化，特別是在最近100年間。正是由於舊基因和新飲食的矛盾，造成了今天慢病的蔓延流行。

締造最強大腦和體能的完美飲食

人類之所以成為世界上最聰明的動物，很重要的一點在於，人類是所有哺乳動物中吃得最複雜的。我們的老祖宗可以從自然界攝取7000多種食物，能夠充饑的無毒食物都成了人類的盤中餐。

但是，隨著農牧業的開展以及工業加工食品的出現，人們常吃的食物只有500多種。也就是說，有6000多種我們老祖宗吃的食物都從我們的餐桌上消失了。

就這500多種食物，我們吃的還是自己種的植物或是圈養的動物，上了化肥農藥的、催熟的、打了針的，幾乎所有食物的營養成分都在貶值。這是多麼糟糕的食物來源，人們在超市里或者農貿市場裡轉來轉去，幾乎每一次購買食物的種類都差不多，只選擇自己喜歡吃的食物，而不是根據自己身體的需要去購買。每一天坐在餐桌前，端著營養價值極低的精米、精麵，吃著大棚裡速成的蔬菜，去「欺騙」大腦和胃腸道。

就這樣，還有的人這不吃那不吃，不吃水果、堅果，甚至有人還不吃肉類、蛋類、奶類。

我們不再像祖先那樣忍饑挨餓，但貌似豐盛的餐桌上缺少了許多對我們身體有益的食物。

那怎麼辦呢？我們到底該吃什麼呢？

通過前面綜述，我們可以發現，在距今2萬～1萬年前是舊石器時代向新石器時代轉化時期，人類進化得最快。

當時的飲食結構是什麼樣的呢？

植物性食物占65%左右，主要是水果、蔬菜、堅果、豆類和蜂蜜。

動物性食物占35%左右，主要是肉類、蛋類、魚和蝦貝類。

這樣完美的飲食結構帶來了大量的維生素和礦物質，低鈉高鉀、高纖維素、高蛋白質以及脂肪酸中ω-3脂肪酸的高含量，糖多為蜂蜜和水果提供的果糖，從而大大促進了人類的進化。我們的食譜與這個時期的食譜越接近，大腦和身體就越接近理想狀態。

大家可能會大失所望，我們現在怎麼可能像老祖宗那樣吃野味、野禽？

總不可能也茹毛飲血吧，說了半天這些都用不上。

不！用得上。

第一、我們必須意識到在餐桌食品豐富的背後，我們獲得的營養其實十分匱乏，食物種類太少與營養素的含量太低並存。如果我們再挑食，或者總用精米、精麵把自己餵飽，就更容易出現營養不平衡。

第二、儘量攝入天然食物，動物類、植物類食物每天都要吃，注意減少加工食品攝入量。

第三、動物類食物（肉、蛋、奶、魚等）最好占一天食物的35%。當然如果能買到散養的畜禽類動物或者禽卵更好。植物類食物包括蔬菜、水果和糧食，占一天食物的65%。蔬菜和水果種類儘量多樣化，糧食類食物種類要多，以粗糧為主，如全麥類、糙米、玉米、莜麥、薯類都很好，最不好的是精米、精麵，因為精米、精麵是工業化的產物。

防治慢病怎麼吃：注重結構型營養素和營養密度

看完了上面的內容，有人可能要說了，動物類占35%，植物類占65%，不難做到啊，你看我做一個馬鈴薯燉牛肉，馬鈴薯占65%，牛肉占35%，這不就滿足夏老師提的這個要求了嗎？細心的讀者可能會反駁說，你這飲食太單調了。夏老師說了，種類要豐富，一盤馬鈴薯燉牛肉哪成啊。多做幾個菜，比如來個白菜燉粉條，馬鈴薯燉牛肉，煮點兒紅薯，再涼拌個山藥泥，這不就葷素搭配、營養豐富了？

如果我說第二種雖然看起來花樣很多，其實營養還是很單一，大家會不會覺得很驚訝？

食物種類多不等於營養豐富

從一個臨床營養科醫生的角度來看，所有的食物都可以歸為七大營養素（前面我們也提過了，滿足人體需求的是營養素）。第二種搭配看上去有6種食物，好像很豐富了，其實粉條、馬鈴薯、紅薯和山藥主要含有同一種營養素——碳水化合物。4個菜用營養素一評估，其實只有3種，並不比第一種搭配好多少。所以食物豐富並不等同於營養素豐富，這是兩件事，需要我們科學地對待。

為什麼要特別強調營養素呢？

在人體細胞新陳代謝的過程中，為細胞修復提供的原料就來源於每一天食物中的營養素。

把細胞修復過程比作蓋大樓，如果原料不足、質量不好、搭配單一、偷工減料、磨洋工、以次充好……再好的設計也無濟於事，最終都會成為豆腐渣工程。

所以，即便基因是長壽基因，如果損傷因素太多，修復材料給得不對、不足，都會導致疾病叢生，縮短和破壞生命的長度和質量。七大營養素的提供如果不完備、不充足、不及時，新陳代謝過程將發生改變，疾病也將隨之而來。

在前面我們提到了七大營養素為細胞新陳代謝提供了四大方面的支持，那這些營養素是怎麼配合完成這些功能的呢？先來聽我講一個故事。

有一次，一位媽媽帶著女兒來諮詢怎麼才能讓孩子長高一點。這個女孩子已經10歲了，可個子看起來像幼兒園大班的孩子。

遇到孩子的問題，都要從出生過程問起。

一問，孩子媽媽說：「孩子出生順產，1歲多就會走路。在幼兒園的時候，身高、智力和運動能力與別的孩子沒有差異，可是上學以後就不長個兒了，學習成績中等，體育課成績不好。」

看來是後天因素，不是先天不足。

「上學之後，孩子主要在哪裡吃飯？」

「上幼兒園的時候在幼兒園吃，上學後三餐都在家裡吃。」看來是吃飯的質量有問題。一瞭解，孩子每天的飲食如下：早餐一個饅頭，一碗白米粥；中午和晚上都是一碗米飯加上1～2種蔬菜。1個月吃一兩個雞蛋，不吃肉，不吃魚，不喝牛奶。

這基本上是純素食啊。

從營養素角度看，饅頭、粥和米飯都是碳水化合物，蔬菜提供維生素，提供蛋白質的雞蛋幾乎沒有，而脂類是完全缺席的。

一個正在生長發育中的孩子，細胞新陳代謝既需要能量，也需要結構物質。結構物質主要指磷脂、蛋白質、膽固醇。如果這些結構性營養缺失了，細胞無法按照

DNA的指令完成增生和修復，身體發育就會受到限制。

糧食的主要成分是碳水化合物，提供的是能量，是葡萄糖，吃得太多隻會轉化成脂肪，變不成細胞的結構，所以這個孩子很胖，卻不長個兒。

家長們常常安慰自己：小時候胖點兒沒關係，一抽條就瘦了。這多少有些自欺欺人。如果把人體比作一個工廠，這個孩子吃的碳水化合物都只是工廠裡的煤，吃再多碳水化合物，工廠裡也只有煤堆積如山，堆得再多也變不成廠房的一磚一瓦。

所以，不要覺得孩子吃糧食吃飽了就好，只有能量，沒有生成細胞結構所需的營養素，孩子就不會長高。個子高矮是我們看得到的，但是大腦、肝臟、心臟等器官的情況平時是看不到的，即使能看到也是生病的時候了。等需要醫生切開皮膚，暴露出臟器時，這些臟器肯定已經出現了嚴重問題。

這位媽媽聽完了，趕緊回家按照我的建議給孩子吃肉、蛋、奶。3個月後她告訴我，很久沒長個子的孩子長了兩釐米。

結構型營養可以變成能量原料，而能量原料未必能轉化成結構型營養

在剛才這個例子中，我們說到了碳水化合物吃太多會轉化成脂肪卻變不成細胞需要的結構物質，那蛋白質、脂肪和碳水化合物之間是如何轉化的呢？

- 碳水化合物能轉化成脂肪，脂肪也能轉化成碳水化合物。
- 蛋白質可以轉化成碳水化合物。
- 但不是所有的蛋白質都能由碳水化合物和脂肪直接轉化而來。

蛋白質是由氨基酸構成的，而碳水化合物和脂肪在體內只能轉化為非必需氨基酸，必需氨基酸是必須從外界攝取的。

看到這裡你可能要說了，這不公平！是的，不公平，大自然就是這樣，讓你無論如何都要重視蛋白質，因為吃再多的主食、再多的油都未必能變成身體所需的所有蛋白質。

這也是為什麼在我們醫院，心外科手術後，儘管大多數患者都沒有胃口，醫生們每次查房還是要強調多吃些肉、蛋、奶。

有一次，我遇到一個患者，她每天除了喝粥就是吃饅頭、喝泡菜湯，住院三個星期了傷口還是長不好。在她前後做手術的人都出院了，她就是出不了院。

心外科大夫說不動她，只好讓我們臨床營養科醫生去會診。

患者很有主見：「你看我都這麼胖了，肚子這麼大，還讓我增加營養，我認為完全沒有必要。」

我只能一點一點解釋：「您平時特愛吃主食，對吧？主食是碳水化合物，吃到身體中會轉化為脂肪存在肚子上，所以您的肚子大。但是皮膚、肌肉、骨頭等部位的細胞主要成分是磷脂、蛋白質和膽固醇，您吃的食物沒有這些營養，細胞就長不出來，所以您的胸骨怎麼都長不好，傷口皮膚怎麼都癒合不了。這種情況下，多吃肉類、雞蛋、優酪乳和豬肝，傷口才能快點兒長好。您現在吃的這些不長細胞結構成分只給能量，所以傷口總也長不好，出不了院。」

患者聽明白了，說：「好吧，我努力改改。」

沒想到一旁的患者閨女說了句話，讓我們大跌眼鏡：「不是說膽固醇對身體不好嗎？怎麼還讓我們吃呀？我媽媽有心血管病，不能吃膽固醇。」

我繼續耐心解釋：「吃進去的膽固醇會成為人體細胞結構的一部分，肝臟造的膽固醇才與動脈粥樣硬化有關，不是一回事兒。」

家屬總算是點點頭，勉強同意了。

沒想到第二天再去查房，家屬的一個舉動又一次讓我哭笑不得。

患者女兒端著一碗雞湯，把湯倒出來給患者喝，雞肉撈出來自己吃了，一邊吃著肉一邊對她媽媽說：「雞湯有營養。媽，您多喝點兒。」

同樣多的雞肉和雞湯，哪個更有營養？當然是雞肉。

而且心臟手術後不能喝這麼多湯湯水水，要限制進入身體的液體量，又要保證磷脂、蛋白質、膽固醇和各種維生素的攝入，所以，每一口飯都非常重要。吃飯的時候注意要讓液體少一點兒，營養成分多一點兒，這個時期吃飯就是給自己的細胞生長輸送原料呢。

經過我們的再三解釋，家屬和患者總算是徹底明白了。

能量原料不足，結構原料受損

營養素在細胞中的吸收和釋放都是需要排隊的。

食物中的碳水化合物、蛋白質和脂肪如果一同被攝入，最先被利用的一定是碳水化合物，它衝在最前面，進入細胞的線粒體，直接變為能量。蛋白質和脂肪變成細胞膜的結構或者成為某些有生物活性的物質，如酶。

人餓的時候，碳水化合物先被用光，之後才是皮下脂肪和蛋白質。

一般來講，人在饑餓時，以脂肪分解為主，占80%左右，蛋白質的分解約占20%，脂肪和蛋白質的分解比例約為4：1。比如一個房間裡沒有電，是靠燒煤來取暖做飯，現在煤也沒了，怎麼辦？把門、窗都拆了，扔到爐子裡燃燒。

有一次，我講課的時候遇到一位很瘦的小夥子。他告訴我：「我現在每天晚上去健身房鍛鍊，希望通過運動塑造自己的肌肉，但是半年下來，效果不好，而且總覺得全身無力。」

我問他：「你是怎麼吃飯的？」

他說：「每天早上吃一個雞蛋；中午吃50克主食、75克瘦肉和一些蔬菜；晚上要少吃一些，基本上不吃主食。人家都說吃雞蛋長肌肉，我怎麼就不長呢？近來體重減輕了3千克，但是就是不出肌肉。」

很明顯，因為碳水化合物攝入不足造成了他體內蛋白質和脂肪分解。他平時吃的碳水化合物本來就不多，晚上運動時把肝臟裡儲備的葡萄糖用掉了。第二天早上應該攝入一些碳水化合物，結果他早晨僅僅只吃雞蛋，於是上午的能量只能從雞蛋中來。能量不夠用，因此雞蛋裡的蛋白質沒有成為肌肉細胞的成分，而是變成能量給燃燒掉了。

所以，並不能因為碳水化合物無法轉化成蛋白質而輕視碳水化合物的攝入，隨意減少主食，要掌握好三種營養素的比例。

總的來說，食物進入人體內吸收和釋放的順序，基本上都是首先使用碳水化合物，而脂肪和蛋白質排在後面，在碳水化合物轉化成的葡萄糖不夠用的時候才貢獻出來。

食物攝入不均衡，如果碳水化合物攝入太多，人體消耗不掉，就會造成肥胖、糖尿病等疾病；而為細胞提供結構和形成調節物質的營養素不足，會導致阿爾茨海默病、呆小症等。該消耗的消耗不掉，形成負擔；該形成結構的不足以形成結構；該形成激素等調節物質的營養素也不足，最終造成人體功能缺失。這就是我們常說的「病從口入」。

最適合現代人的食物：低能量密度，高營養密度

那究竟什麼樣的食物是我們最優選的健康食物呢？具體到我們餐桌上的食物，我們不但要考慮能量的密度，還要考慮營養的密度。**對運動量不大的現代人來說，最好的食物選擇是：低能量密度，高營養密度。**如果是體力勞動者，那就要高能量密度，高營養密度。

所謂能量密度，指的是單位體積中所含的提供給細胞的能量營養素有多少。比如饅頭和油煎饅頭比，肯定後者能量密度大。

所謂營養密度，指的是單位體積中所含的營養素有多少。比如饅頭和餃子都含有碳水化合物，餃子裡有肉、油和蔬菜，在能量密度和營養密度上都超過饅頭。

一碗米飯裡基本上就只有碳水化合物和少量植物蛋白，缺乏大多數營養素。我們把這種只有能量而沒有其他營養素的食物叫作空能量食物，比如白米粥、甜飲料、白麵饅頭和大米飯。

最符合低能量、高營養這一標準的膳食結構，就是地中海膳食結構。多年的臨床研究也證明，這是預防高血壓、高血脂、糖尿病等現代慢病最有效的飲食方式。

澳大利亞研究人員一項歷時10年的研究表明，傳統地中海式飲食的確可以避免患心臟病。他們調查了不同來源地人群的飲食類型與心臟病死亡率之間的關係，發現最常吃傳統地中海式食品的人，比很少吃地中海式食品的人死於心血管病的風險要低30%。

一項來自希臘的研究顯示，地中海式飲食還可能降低患糖尿病的風險，特別是同時伴有心臟疾病風險的時候。

研究人員分析了19項來自不同國家，數據採集超過16．2萬人的相關研究。分析顯示，與其他飲食相比，富含魚類、堅果、蔬菜和水果的地中海式飲食，可以使人們患糖尿病的風險減少21%。對於患有心臟病的高危人群，地中海式飲食可以使人們患糖尿病的風險減少27%。

有人提出特定的地域因素如遺傳、環境和生活方式可能會影響研究結果，但綜合結果表明，地中海式飲食對歐洲人和非洲人同樣具有降低糖尿病風險的作用。也就是說，排除了環境因素、遺傳因素、生活方式因素，單從飲食上注意，地中海式飲食也照樣對預防疾病有效。

美國後來又連續幾年做了這方面的對比研究，發現地中海式飲食可以減緩老年癡呆症病情的惡化，可使癡呆患者的死亡風險減少73%。

《神經病學文獻》發表的一項研究報告稱，地中海式飲食可以保護大腦免受血管損傷，降低發生中風和記憶力減退的風險。另外，許多研究還顯示，地中海式飲食可以起到預防乳腺癌的作用，可以減少30%的乳腺癌發病率。

那麼地中海式飲食到底該怎麼吃呢，為什麼能夠起到防病治病的作用呢，又是如何實現了七大營養素的平衡呢？

在回答這個問題前，我們先來瞭解七大營養素該如何達到平衡。

PART/02

不生病的奧秘——七大營養素平衡

人類的食物有成千上萬種，但歸根結底，它們都提供七大類營養素，分別是碳水化合物、蛋白質、脂類[1]、維生素、礦物質、膳食纖維和水。一個人要想身體健康，就要吃對食物，吃對食物的標準就是要滿足七大營養素的搭配和平衡。

在講七大營養素平衡之前，我想先講一下能量平衡。為什麼呢？我們看一個人是否健康，最簡單的就是先評估能量，因為它比七大營養素更宏觀，更易辨識。當一個人能量不平衡時，我們再進一步深挖，去分析究竟是哪種營養素不平衡。

由表及裡，我們才能對健康有一個更精準的把握。

能量平衡：比例合理更重要

能量攝入過多還是不足，有一個相對簡單的判斷方法：當能量的攝入大於消耗時，多餘的產能物質會在人體內儲存起來，人就會發胖；反之，人就會消瘦，全身無力，抵抗力下降。

[1] 脂類中包括脂肪和類脂，其中類脂只占5%。老百姓熟知且常用的詞匯為脂肪，故本章內容中的脂肪代指脂類，特此說明。

要讓攝入和消耗達到平衡，我們首先要計算清楚消耗，消耗多少補多少。

時時刻刻都在消耗的能量

一個人每天的能量消耗主要有以下三個方面：基礎代謝、運動和食物消化。

- 基礎代謝：

基礎代謝率就是儘量排除其他影響因素，在非常安靜的環境中，在清醒的狀態下，一個人的身體不受精神緊張、肌肉活動和環境溫度等影響測定的代謝率。

日常生活中，基礎代謝很容易受到其他因素的影響，常見的包括環境溫度、激素、年齡、性別、身高和遺傳等。

環境溫度在20℃～25℃時，人的基礎代謝率最低；低溫和高溫環境中，代謝率都會升高。現在大家長期生活在恒溫房間裡，能量消耗少，很容易發胖。

激素也是影響基礎代謝的重要因素。甲狀腺激素和腎上腺皮質激素會提高細胞生化反應速度，一些藥物及交感神經活動等也會影響能量消耗。比如精神緊張的人比心情放鬆的人要多消耗一些能量，所以大家看到一天到晚特別愛緊張的人往往比較瘦。

另外，男性比女性基礎代謝率高，高個子的基礎代謝率高於小個子，基礎代謝率的高低還有一定的遺傳傾向。

- 運動：

整天用電腦、不出去運動的人消耗的能量要比下地勞作的農民低很多。即便是每天出去運動，運動項目和持續時間不同，消耗的能量也會有所不同。

每次我在問患者飲食時，都要問一下運動量，包括在單位的工作性質、在家是否做家務、每天有沒有在戶外鍛鍊、鍛鍊的項目和持續時間等。

如果患者說：「我每天散步一小時。」我就要再仔細問問：「散步時走得快嗎？出汗了沒有？」因為「快走」和「溜達」在一個小時內所消耗的能量差異太大了。

- 食物消化：

消化食物的過程也要消耗能量，這被稱作食物的動力效應。

不同營養素的動力效應是不同的。蛋白質的動力效應最大，約為30％；而碳水化合物和脂肪的動力效應較低，基本在5％左右。

例如，如果你吃進去的蛋白質熱量是100千卡，消化分解自身用掉30％，實際上吸收到機體中的是70千卡。而100千卡的碳水化合物進入人體後，消化分解自身只用掉5％，吸收到身體中的是95千卡左右，脂肪也是同樣。

能量攝入的四個來源

在七大營養素中，有三大營養素和能量息息相關，它們分別是碳水化合物、蛋白質和脂類，被稱為「產能營養素[1]」。

碳水化合物每克產生4千卡能量，蛋白質每克產生4千卡能量，脂類每克產生9千卡能量。

大多數情況下，我們每日攝入的總能量等於這三大產能營養素能量的總和。常飲酒的人有第四個能量來源——酒精，1克酒精產生7千卡能量。把攝入食物中的三大產能營養素及酒精產生的能量加在一起，就是一個人一天攝入的總能量。

有個學生問我：「夏老師，喝啤酒的人往往很胖，那啤酒的能量怎麼和糧食換算呢？」

啤酒瓶上標明的酒精含量通常不會超過14%，如青島啤酒的酒精含量是4%。一瓶啤酒500毫升，那麼酒精含量就是500×4%=20克。啤酒也是碳水化合物做的，按照1克酒精產能7千卡計算，20克酒精產能為20×7=140千卡。換算成碳水化合物的話，1克碳水化合物產能4千卡：140÷4=35克。所以喝一瓶啤酒相當於吃了35克碳水化合物。如果一次喝兩三瓶呢？自己算吧。而且大多數人喝了很多啤酒之後，還要再吃一碗米飯或者麵條，這些能量累加，長期代謝不掉，轉化成脂肪囤積在腹部周圍，肚子也就越來越大。

一個人要保持健康，總能量應該和總消耗相對等，也就是說要出入平衡。除此以外，還要注意三大產能營養素之間的合理比例。

容易被忽視的能量失衡表現：體重正常而體脂偏高

總的攝入能量＞消耗的能量＝肥胖

總的攝入能量＜消耗的能量＝消瘦

總的攝入能量＝消耗的能量＝體重正常

上述只是「數量」上的一個估計，但是「數量正常」不代表「質量優良」。

有一次，我在營養科出門診的時候，碰到了一位60多歲、雙下肢無力、消化不良的女患者。

她的身材看起來還可以，給她算了BMI[2]。

這位患者體重為51．5千克，身高160釐米，BMI是20．1，正常人是18．5～23．9，很正常吧。能在這把年紀保持正常體重，她自己也頗為滿意。

但是我們在用人體成分分析儀給她做檢測時發現，她的體內脂肪超標，肌肉量很低。

[1] 產能營養素：三大產能營養素就是碳水化合物、蛋白質和脂類。其他營養素是人體必需的營養素，但不產能。

[2] BMI：Body Mass Index的縮寫，即體重指數，具體計算方法就是用體重千克數除以身高米數的平方。

這說明她的總能量攝入和能量消耗還算平衡，但是攝入三大產能營養素比例不正確。

我們又給她做了詳細的飲食調查。發現，她每天所攝入的能量80％左右來自碳水化合物，蛋白質和脂肪合起來才占總能量的20％左右。她不吃肉、蛋、奶，不吃油炸食品，炒出來的菜還要用開水沖沖，每天的能量基本上都是靠三頓主食中的米和麵提供。

這下算是找到病因了：

缺乏蛋白質，所以肌肉無力，消化能力差，睡眠不好。

缺乏必需脂肪酸，所以皮膚乾燥，視力很差，記憶力減退。

我把病因仔細解釋給她聽，告訴她必須吃肉、蛋、奶、魚，減少碳水化合物攝入。她平常糧食吃得偏多，轉化為脂肪存在身體中，所以儘管體重正常，但是人體必需的結構成分所占比例不夠，而脂肪卻占了大量比例。

這位患者一邊聽我說著，一邊笑咪咪地點頭，同時還拿出紙和筆記錄。只不過，她聽著後面的內容，又忘了前面的解釋。有時候一個問題要講好幾遍。她的理解能力和記憶能力明顯出現了問題，其實，這和她消化不良、四肢乏力的原因相同，也是因為蛋白質和必需脂肪酸長期缺乏，神經細胞因此被損傷。

我在神經內科的時候見過很多像她這樣的病人，於是囑咐了好幾遍，並等著她一條一條記在本子上：飲食中一定要增加肉、蛋、奶、魚，不能吃這麼多碳水化合物，要注意給大腦補足營養，才能有效地治療消化不良和預防老年癡呆。她認識到了問題的嚴重性，連聲說著回去就要每天訂鮮奶，天天吃雞蛋。

能量平衡的方法因人而異

講到這裡，相信大家都很想知道每個人所需要的能量是多少？我給個總原則，後面舉個例子，大家自己算一算。

攝入多少是根據消耗量來計算的，主要參數有以下三個：

第一、身高體重。依據標準體重計算，標準體重（千克（公斤））＝身高（釐米（公分））－105，不管男性還是女性基本都是這樣計算。

第二、活動量。一般來講輕體力勞動者[1]是標準體重每千克耗能30千卡，中體力勞動者[2]35千卡，重體力勞動者[3]40千卡，長期臥床的人標準體重每千克耗能25千卡。臨床上我們也

[1] 輕體力勞動者：75%時間坐或站立，25%時間站著活動，如從事辦公室工作、修理電器、售貨員等。

[2] 中體力勞動者：25%時間坐或站立，75%時間特殊職業活動，如學生日常生活、機動車駕駛員、電工、安裝人員、車床操作者、從事金屬切割的人員等。

[3] 重體力勞動者：40%時間坐或站立，60%時間特殊職業活動，如從事非機械化農業勞動、煉鋼、舞蹈、體育活動、裝卸、採礦等。

不是這麼絕對，比如一個輕體力勞動者，偏胖，計算能量的時候減少5千卡，為標準體重每千克耗能25千卡。

第三、三大能量之間的比例。大多數營養書上三大能量比例是蛋白質為10%～15%，脂類為20%～30%，碳水化合物為55%～65%。

我要特別說明一下，根據多年臨床工作經驗，如果想讓身體保持更好的健康狀態，根據中國居民飲食現狀和身體狀況，碳水化合物的攝入量我們儘量取其範圍的低值，蛋白質和脂類我們儘量取其範圍的高值，這樣的目標設定效果會好得多。如果是腦病患者，脂類比例要遠遠大於30%；糖尿病患者的碳水化合物比例，我通常會要求降到40%～50%。

現在，我給大家舉個正常人的例子。

一位54歲的男性公務員，身高175釐米，體重72千克，每天坐汽車上班，沒有額外的運動。他每天需要多少能量呢？三大能量營養素應該攝入多少呢？

第一步：要知道他的標準體重。

標準體重（千克）＝身高（釐米）－105，因此這位男士的標準體重是175－105＝70（千克）。

第二步：他是個輕體力勞動者，而且不是大胖子，也不是很瘦的人，因此每日每千克體重所需能量為30千卡，這位男士每日所需總能量為70×30＝2100（千卡）。

第三步：計算三大能量比例。

碳水化合物占總能量的55%：2100×55%=1155（千卡），每克碳水化合物產生4千卡能量，此人每日應該攝入碳水化合物為1155÷4=288.75（克）。算出288.75克的碳水化合物後，在實際操作中還有一個技巧可以用，就是將這些碳水化合物一分為二，一半是粗糧和穀薯，另一半是米麵。如果是體力勞動者或者比較瘦的人，還有胃腸功能差的人，我會把細糧的比例加大；如果是肥胖者或者運動量很少的人，我會把粗糧的比例加大。

蛋白質占總能量的15%：2100×15%=315（千卡），每克蛋白質產生4千卡能量，所需蛋白質315÷4=78.75（克）。其中動植物蛋白質應該各占一半，即各39.375克。一個中等大小雞蛋差不多含有6克蛋白質，200毫升牛奶含有6克蛋白質，瘦肉（四條腿或兩條腿的動物）以及魚類基本上含有17%～20%的蛋白質，即每100克肉含有17～20克蛋白質。所以此人應該每天吃1個雞蛋、300毫升牛奶和約150克肉類或魚類（相當於3兩）。實際操作時必須注意，蛋白質的攝入量不能打折扣，鼓勵儘量多一些，但不要超過20%。

脂類占總能量的30%：2100×30%=630（千卡），每克脂類產生9千卡能量，因此需要630÷9=70（克）。其中植物油占一半，為每天35克。動物油在吃雞蛋、肉類食物和喝牛奶時可以獲得，為35克。如果一個人吃得很素，動物油來源少，那麼他的植物油必須增加。脂類的攝入在保證數量的同時還要注重比例，單元不飽和脂肪酸和多元不飽和脂肪酸要更多一些，因此魚、蝦和海藻要多吃一些。

如果平時消耗能量很大，比如送快遞的快遞員、下地勞作的農民，即使身高、體重不變，但因為能量消耗大大增加了，所以每種營養素的攝入都要相應有一個較大幅度的提高。

年齡大的人一般能量消耗少，要相應減少飲食的總能量，但是三大能量比例不要變。

蛋白質平衡：選對優質蛋白，事半功倍

蛋白質是人體最基本的組成成分，占人體重量的20%左右。千萬別小看這20%，人的體重中60%左右是水，剩下的40%中蛋白質就占了一半。

蛋白質的消耗：沒有它就沒有生命

人體的大腦、神經、皮膚、肌肉、內臟、血液，甚至指甲、頭髮都以蛋白質為主要成分，同時蛋白質還是身體生長發育、衰老組織更新和損傷組織新生細胞的修補原料。

如果能量不足，身體裡的碳水化合物已經用完，人體會通過消耗脂肪和蛋白質來供能。

蛋白質的攝入：動物類蛋白價值優於植物類蛋白

廣泛存在於動、植物食物中的蛋白質進入人體後能被利用的氨基酸越多，其營養價值越高，否則蛋白質含量再高，如果所含的氨基酸與人體需求不匹配也沒用，甚至還有壞處。

從這一點來說，肉蛋類蛋白質的生物利用率高於植物類蛋白質。

舉個例子，我們都知道大豆的蛋白質含量非常高，但是它是植物，缺乏某種人體必需的氨基酸。如果只靠喝豆漿、吃大豆來獲取蛋白質，氨基酸被人體利用會受到影響，代謝產物增多，對腎臟的壓力會很大，所以腎功能有問題的人我們都不讓吃大豆。對於這種高蛋白質而氨基酸不完整的植物，最好採用食物互補的方法，也就是說缺哪種氨基酸就尋找含這種氨基酸高的食物來搭配。在這裡再叮囑一句：豆製品不要單吃。

一般來講，我們在計算蛋白質攝入量時有幾個原則：

一看總能量：前面已經介紹了，蛋白質一般是占總能量的10%～15%，總能量需要越高，蛋白質需求也就越高。優質蛋白質[1]最好占一半。

[1] 優質蛋白質：蛋白質的氨基酸模式越接近人體蛋白質的氨基酸模式，越容易被人體吸收利用，這種蛋白質為優質蛋白質。

二看身體需求：低蛋白血症的患者、身體虛弱的人蛋白質的比例和計量都要相對多一些。

三看平時習慣：純吃素的人在配置蛋白質飲食時比較麻煩，為了保證攝入氨基酸的比例與人體所需接近，要想方設法把幾種互補的食物搭配在一起。

我曾經診療過一個患者，58歲，男性，身高178釐米，體重58千克，平時運動量很大，每天至少運動兩個小時。他吃飯也非常講究，絕對做到低脂低鹽、少糖少油，人也不胖，卻在一次體檢中發現患了肺癌。他怎麼也想不明白，自己的生活方式已經很科學了，怎麼還會生病。

他掛了我的號來找我，想搞明白是不是因為自己的生活方式出了問題。

我給他算了一下，他一天實際攝入的優質蛋白是16克。大家知道他應該吃多少優質蛋白嗎？

這位患者身高178釐米，標準體重是178－105＝73千克。他比較消瘦，而且運動量較大。按照前面介紹的能量比例計算，以一個中等體力勞動者為參照，每天應攝入的蛋白質為73×40×15%÷4＝109.5克。

算出總量後，其中一半應該是動物蛋白（優質蛋白），是54.75克，可實際上他每天只吃了16克動物蛋白，虧空38.75克。

於是我告訴他：「你的消耗很大。運動多的人能量消耗多，肌肉損傷大，修復的速度快，因此需要的磷脂、蛋白質、膽固醇以及鐵、鈣等營養素也要比正常人多。同時，油脂對人體也非常重要，維生素A屬於脂溶性維生素，對上皮細胞的保護以及免疫系統十分重要，而脂溶性維生素必須在有油脂的環境中才能被人體吸收利用。肺癌不一定都是吸煙造成的，你看你不吸煙，不飲酒，堅持運動，但是缺乏人體最需要的各種營養素，而且蛋白質的攝入也與免疫系統功能強弱息息相關，所以你的癌症與你吃得不對有關。」

這個患者很聰明，馬上問道：「我每天應攝入的54．75克動物蛋白質該怎麼落實呢？」

我告訴他：「200毫升牛奶或者優酪乳中含有6～7克蛋白質，1個雞蛋中含有6～7克蛋白質，100克的瘦肉或者魚中含有17～20克蛋白質。你可以每天吃兩個雞蛋＋400毫升牛奶＋100～150克肉類（包括各種瘦肉、魚、蝦等）。」

患者聽了很吃驚，問：「這麼多，正常人不是只需要一個雞蛋和一袋牛奶嗎？」

「你是患者，不是正常人。你平時營養已經很虧空，現在要迅速地補上來，儘快提高免疫能力，否則就沒有機會了，癌細胞必須靠我們的免疫力壓制下去。」

這位患者是個很自律的人，一旦明白其中的道理，就絕對會照著去做。後來我們一直保持著聯繫，他會定期複診。發現肺癌後過了三年，他長胖了，體質明顯變強。關鍵是這三年裡，腫瘤沒有復發。

蛋白質失衡表現：頻繁感冒、發育遲緩、貧血、易疲勞等

如果蛋白質不是缺乏到很嚴重的程度，是很難表現出來的。通常有兒童生長發育遲緩、成人頭髮稀少乾枯易斷、人體代謝率下降、蛋白質類激素減少、新陳代謝所需各種酶的功能減弱等慢性表現，因為這些往往不以疾病的形式出現，很難引起人們重視。但如果不重視，飲食結構不加以改善，蛋白質更加缺乏，身體慢慢地就會出現一些疾病的症狀。

例如，抵抗力低下，容易感冒發燒或者發生泌尿系統感染；肌肉無力，容易疲勞；胃腸道蠕動能力下降和消化酶的缺乏，導致消化不良；全身發冷，沒有力氣，甲狀腺功能低下；貧血，雙下肢水腫或有腹水，骨質疏鬆，等等。

很多人以為骨質疏鬆只是缺鈣，但其實很有可能是缺蛋白質。蛋白質在骨骼中以骨膠原的形式存在，增加了骨骼的韌性。此外，它還提供礦物質依附，保證骨骼的硬度。因此身體缺乏蛋白質，自然就會骨質疏鬆。

蛋白質缺乏的表現多種多樣，很容易迷惑人的雙眼，讓人誤以為是其他疾病。

我曾經接診過一個男患者，70多歲，因為經常心悸氣短去心內科診治。心內科醫生做了幾項檢查，認為「問題不大」，沒有必要用藥或者手術。

一看問題不大，患者想到自己雙下肢無力，自認為可能是骨科疾病，又找骨科醫生看了看。骨科醫生的診斷意見是「腰椎間盤輕度突出」，不需要處理，雙下肢無力與椎間盤突出沒

有關係。

一看骨科也沒有問題，患者想到自己頭暈目眩、耳鳴腿軟，會不會是腦供血不足？於是又來到了神經內科門診。那天我正好在出神經內科專家門診。

患者進診室時走得很慢，手拄著拐杖，面色很差，貧血狀態，講話聲音也很小，有氣無力。

我看了一下病史，患者既往沒有高血壓，也沒有糖尿病，結合他心悸、雙下肢無力的症狀以及貧血貌，我想應該是蛋白質不足。

於是，我讓他把褲腿提起來，用食指壓了壓他的脛骨前面，兩個深深的凹陷非常明顯地顯現出來，這是可凹性水腫，更證明了我的推斷。

接著，他慢慢地從皮包裡拿出他以前檢查的化驗單。血常規裡的血色素一項，數值是8．5克，低於正常值；生化項目中的血漿白蛋白一項，化驗值為34毫摩爾／升，也低於正常值。

「蛋白質缺乏性營養不良」診斷成立。

是什麼原因造成營養不良呢？

我一問，原來老先生的老伴3年前去世了，兒女都在海外工作，無法近身照顧，老先生一個人生活。以前老伴做飯，這三年老伴走了，老先生就湊合著吃。長期的飲食單一，營養跟不上，導致了這一系列問題。這樣的營養不良在老年人中很常見，而且很容易被誤診。

由於老先生咀嚼能力較差，吃肉比較困難，我建議他一天吃兩個雞蛋，喝兩袋牛奶。平日多吃些肝臟、鴨血，這兩種食物好咀嚼，同時補血效果好。肉類中可選擇魚肉，也可以將紅肉做成肉餡吃。

考慮到患者年紀大了，咀嚼功能和吸收功能都已經下降，一個人不願意花心思做飯，我又給老人家開了一些濃縮的營養素，按照說明每日服用，在短時間內能迅速補充營養。依照我的臨床經驗，飲食調養加上營養素支持，老先生蛋白質不足導致的症狀都會得到很大緩解。

上面說的大多是飲食中缺少蛋白質的情況。有人肯定會問了，蛋白質攝入過多又會出現什麼疾病呢？

如果蛋白質攝入過多，大多數營養書都會告訴我們以下幾種危害：

第一、胃腸道功能紊亂。當攝入的蛋白質太多，超過胃腸道的消化能力，會造成胃腸道功能紊亂。

第二、肝臟損傷。當蛋白質攝入過量，腸道的有毒氣體堆積過多，這些氣體就會被吸收入血液，最終到達肝臟進行解毒。所以，如果蛋白質攝入過多，超過了肝臟的解毒能力，將會造成肝臟的損害。

第三、腎臟損害。不能被人體利用的蛋白質代謝產物如尿素、肌酐、肌酸和尿酸需經腎臟濾過進入尿中，繼而排出體外。如果代謝廢物量大，腎臟濾過量增大，將加重腎臟的負擔，造成腎損害。

除了這些公認的內容，我想在此增加一些我自己的看法：

首先問問大家：你眼前有兩碗食物，同等大小，一碗是麵條，一碗是紅燒肉，覺得自己能一次吃下去的是哪一碗？

估計99%的人會說「麵條」，這麼一大碗肉怎麼能吃得下呢？

這就對了，肉一次吃不了多少，因為胃裡的胃蛋白酶活性和總量有限，當超過了胃蛋白酶分解能力時，你會覺得「吃不動了」。同時動物性食物裡油脂較多，會有種很膩的感覺，因此「吃不動了」。

從動物性食物中獲得的是優質蛋白，吸收利用率高，而且受身體的限制，很難吃多。但是植物性蛋白容易吃多，比如豆類（各種豆製品），還有一些食用菌。這些植物蛋白的生物利用度比較低，不能被利用的部分只能經肝臟轉化再經腎臟排出體外，從而加重肝臟和腎臟的負擔。

我不贊成一味地去吃肉。一些人吃肉很多，出現了問題，是因為這些人過於偏食，只吃肉不吃菜，大口吃肉、大口喝酒的生活方式絕對要反對。我只是強調，就蛋白質而言，動物蛋白很難吃多，而且動物蛋白的生物利用度較高，是細胞非常好的結構成分，對肝腎的壓力很小，這些益處大家要清楚。

所以，蛋白質的攝入不是一味要多吃，也不是一味要少吃，而是要既適量又質優。

蛋白質的平衡：動物類蛋白應占到蛋白總量的一半

蛋白質平衡本質上是氨基酸的平衡，也就是攝入的蛋白質中所含的氨基酸的量和各種氨基酸的比例要與人體所消耗的量和比例基本相當。

氨基酸組成與人體所需基本一致的蛋白質被稱為優質蛋白。這類蛋白質主要是動物蛋白質，包括肉、蛋、奶。這裡的肉包括四條腿的畜類、兩條腿的禽類和沒有腿的魚類。

在一個人每天的飲食中，優質蛋白也就是動物類蛋白應占攝入蛋白質總量的一半。

舉個例子：男性，30多歲，身高178釐米，體重78千克，每天對著電腦工作，一周打一次籃球。蛋白質攝入量按照能量比例計算應為：

標準體重是178－105＝73千克，運動量不大，總能量為73×30＝2190千卡。此人一天所需的蛋白質為2190×0.15÷4＝82克。

這樣算下來，每日所需的動物蛋白應該是41克左右，如何分配到三餐中去呢？

他每天需要吃150克左右的瘦肉（大概含30克蛋白），一個雞蛋（大概含6克蛋白）和200毫升牛奶（大概含6克蛋白）。

這是在一個人運動量不大的基礎上的建議，如果他最近用腦多或者運動多，就要增加蛋白質類的攝入量。

另外，幾種優質蛋白質的食物之間可以互換，100克瘦肉（畜禽類純瘦肉）或魚類中基本上有17～20克的蛋白質。今天吃魚多了，就可以少吃肉類；如果禽類的多吃了，就少吃畜類；如果沒有吃魚、蝦，就要相應增多畜禽類瘦肉的攝入量。

有幾點要特別提醒大家：

豆漿不能代替牛奶。

不必每天一絲不苟堅決執行，1克不能多，1克不能少，這沒必要，也不現實。

一般來講，一段時間內做到總體平衡就可以了，最好以一周為一個週期。如果今天吃肉很少，第二天、第三天可以補上；如果平時工作很忙，顧不上每一頓飯都做到膳食平衡，可以在週末的時候做一下「飲食修補」，回憶一下這一周的食譜，哪種食物進食過多，哪種食物不夠，多的別吃了，把不夠的補一補，這樣也能達到膳食平衡。

上面介紹的是普通人的蛋白質攝入原則。對於特殊人群，要用特殊標準。比如說，運動員、孕婦、少年兒童以及營養不良的患者，就需要補充較多的蛋白質，以滿足身體所需。而對於腎衰竭的人，則要嚴格控制蛋白質的質量和數量，以防進一步損害腎功能。當然肝硬化患者更要注意。

碳水化合物平衡：體力消耗量是重要參照

前面講了蛋白質對于人體的意義複雜而重要。相比之下，碳水化合物就簡單樸素多了，它最大的功能就是為人體提供能量。

碳水化合物的消耗：提供能量

碳水化合物、脂類和蛋白質都可以產生能量，但論其功績，碳水化合物提供的能量當數第一。碳水化合物也稱醣類，說白了基本上可以等同於我們的主食：米飯、麵條、大餅、紅薯、馬鈴薯等。主食吃多了可不是好事兒，並不會生成超多的能量，讓你力大無窮，而是以化學能的形式儲存起來，形式上表現為多餘的脂肪。

由於運動量迅速減少，而我們的飲食習慣沒有改變，攝入能量多於消耗能量，造成能量的蓄積，於是肥胖者增多，患上了很多疾病。

對於能量平衡，我們可以從它的消耗想辦法，多運動就可以減少庫存。而對於如何優化攝入，就要看下面的內容了。

碳水化合物的攝入：穀薯雜豆等糧食類主食

《中國居民膳食指南（2016）》指出：每人每天應攝入穀薯類食物250～400克，其中全穀物和雜豆類50～150克，薯類50～100克。

為什麼攝入量會有這麼大的跨度？

因為中國幅員遼闊，經濟發展不均衡，人們的勞動強度也不一樣。國家統計局2014年公佈的數據顯示，2013年年末，中國城鎮人口占總人口的53．73%，也就是說農村和城市人口基本上各占一半。再加上環境不同、工種不同、經濟水平不同等因素，碳水化合物的攝入自然也會有較大的差別，因此指南給出的攝入量跨度很大。

我們平時吃飯，不但每頓飯都要有碳水化合物，同時還要做到食物多樣化，營養均衡。山米、白麵中的澱粉含量較高，同樣100克，米和麵的澱粉含量是薯類（馬鈴薯、山藥、芋頭等）的四倍，是豆類（赤小豆、芸豆等）的近兩倍。

體力勞動者應該多吃一些含澱粉的食物，麵條、饅頭、米飯都很好。但是運動量一旦減少，就要立即改變主食的種類和數量，減少澱粉的攝入。

我診治過一個男患者，67歲，血糖高，血壓高，吃過不少藥。他很胖，尤其是肚子很大。他不喝酒，不吸煙，天天散步，但是效果還是不太好，最後被女兒拉到營養科來諮詢到底應該怎麼吃。

我首先還是先做營養調查，瞭解他平時的飲食習慣。

他每天要吃2～3頓麵條，將近500克（1斤），早上喝粥，很少吃粗糧；肉一天50～100克，蔬菜一天不到250克（半斤）；基本不吃水果，不喝牛奶，很少吃魚。

很明顯，這位患者的營養嚴重不平衡，碳水化合物和鹽吃得太多，而蔬菜、水果吃得太少。

通常我們在輔導患者飲食時，都是先找到患者不好或者不對的習慣，然後勸其改正。

這位患者一聽要停掉麵條，急了：「我從小吃麵條長大，每天早上都喝粥、吃鹹菜，習慣了，別的吃不下去。」

我問他：「您原來是做什麼工作的？在什麼地方生活？平時喜歡做什麼？」

「我一直幹農活。這幾年我們的農田被收購了，政府安置我們搬遷，住到樓房裡。雖然住著大房子，但是我感覺挺憋屈。我喜歡在農田裡幹活，現在沒活幹了，沒事就打打牌，平時還喜歡做做飯。我做麵條的手藝一直很好，每次我們家來人，我都要給他們露一手，做各種各樣的麵條。」說到這裡，老先生眼睛直放光。

我看著他，樂了：「過去幹農活，要用力氣，要耗能量，而且還要出汗。汗水是什麼味道的？是鹹味，所以多吃麵條絕對正確。但是您從地頭搬到了樓房，運動少了，再這樣吃，食物進到身體中成了負擔，血壓、血糖就都升高了。」

患者猶猶豫豫地問我：「是不是以後一點兒麵條都不能沾了？」

「不，吃一點兒還是可以的。以後您要是血壓正常了，運動量增多，而且每天出汗，還是可以多吃些麵條的。」

老先生笑了，終於明白環境不同了，飲食的確要改一改。他回去後吃飯時增加了粗糧，有時把馬鈴薯蒸一蒸，當主食吃。馬鈴薯也是他從小的最愛，既能吃飽，還補充了膳食纖維、鉀等元素。同時，他飲食中還增加了綠葉菜，水果也堅持每天吃一個。

兩個月後，他來複查，哇，肚子小了很多，面色也好了。

一年之後，他的降壓藥從三種減成一種，血糖也很平穩。

碳水化合物失衡表現：血糖不正常、腹部肥胖

如果碳水化合物攝入不足，人就容易出現低血糖症狀，皮下脂肪及肌肉也會分解來供能，長期下去就會明顯消瘦；反之，如果一個人很胖，特別是腹部肥胖，或者血漿中三酸甘油酯明顯增高，排除飲酒的因素，則提示碳水化合物攝入過多。

有些人體重正常或者還有些偏低，但是摸摸自己的腹部，總有小肚子，而且軟軟的，這就提示碳水化合物在飲食中所占的比例較高，應該調整。

有一段時間我在青島講課，遇到一位女老師，30多歲，血糖高，吃著兩種降糖藥。她單位離家特別近，回家後基本上就不出門了，週末也不運動，平時不吸煙，不飲酒，每天按時睡

覺。

她的身高160釐米，體重82千克，BMI為32，腰圍110釐米，屬於向心性肥胖[1]。

她特別喜歡吃糧食，白米白麵、蛋糕麵包、粉絲粉條等，都是她的最愛。平日家裡水果不斷，每天要吃500克（1斤）以上。每週她還要吃兩三次甜食，量不多，用她的話講「非常控制自己」。她每天吃一個雞蛋，幾乎不吃肉，不喝牛奶。蔬菜一天250克（半斤）左右，她尤其喜歡吃馬鈴薯，總是把馬鈴薯當菜，一邊吃米飯，一邊吃馬鈴薯絲，再加上個黃瓜拌粉絲。

其實這些食物中，米飯、馬鈴薯、粉絲、粉條都是碳水化合物。很明顯這個患者的能量基本上來自碳水化合物，總量太多，比例太高，運動量又太少，造成血糖居高不下。同時，過多的碳水化合物轉變成脂肪儲存在身上，所以才引起向心性肥胖。

她聽課後決定回去減少米飯、饅頭，水果一天只吃一個。我建議她增加肉類和蔬菜的攝入，她也答應了。

3個月後，我見到她，她高興地告訴我：「我體重減了10斤，腰圍減了2釐米。」

又過了大概8個月，我再次見到她，我都有點懷疑了，這還是那位胖胖的老師嗎？她身材勻稱，曲線清晰，還美美地告訴我：「我過去所有的衣服和褲子都不能穿了，最近買了許多新衣服。降糖藥只吃二甲雙胍，停掉了阿格列汀。」看來她的飲食調整發揮了很大作用，我由衷地為她感到高興。

碳水化合物的平衡：每天至少要吃夠 150 克糧食

碳水化合物的攝入量，主要是由體力消耗的多少來決定。體力勞動者要多吃些碳水化合物，具體數量根據工作性質和運動量決定，沒有一定之規；腦力勞動者同時運動少的人吃的糧食量要少一些，但是每天要保證150克的糧食。另外，正在長身體的少年兒童要多吃糧食，而老年人要相應減少。

平時可以少吃多餐，多吃複合型碳水化合物（天然的食物都是複合型，比如馬鈴薯、燕麥、蓮藕等），少吃蔗糖和精米、精麵。消化能力很差的人可以暫時吃糊精（白米粥裡的湯汁），但是要注意搭配其他營養素，並且時間不要持續太長，攝入量上要注意。

中國人總講「喝粥養人」，實際上過去喝的粥和現在的不一樣，老祖宗吃的五穀全部是粗糧，煮一煮，煮成糊狀才能吃得進去。而現在的米是精米，是免淘米，沒有麩皮。所以雖然同樣是粥，對人的影響卻差異巨大。

[1] 向心性肥胖：亦稱中心型肥胖，指的是患者體內脂肪沉積是以心臟、腹部為中心的一種肥胖。

另外，要學會在碳水化合物之間進行等量交換。一般來講，50克白米、白麵換算為薯類，大約等於200克，換算為水果（比如蘋果和梨），大約等於400克。吃了薯類或者水果，相應地減少米和麵，甚至這頓飯可以不吃米和麵。

脂類平衡：每日攝入量不能低於總能量的30%

現在老百姓談油色變，總認為大腹便便是吃油多造成的，於是，想辦法降油、降脂。很多人吃菜基本上不用油炒，碰到有油的菜還用清水涮涮再吃，久而久之，大腹便便沒下去，卻又患上了新病。

根本原因還是我們對脂類的誤解太深了。

脂類的消耗：提供熱量和構建細胞膜

脂類包括脂肪和類脂，脂肪是三酸甘油酯，又稱中性脂肪；類脂包括磷脂、膽固醇和糖脂。

◆脂肪的消耗：供給熱量、提供必需脂肪酸、保護內臟等

脂肪主要有三大功能：

第一、供給人體熱量。雖然三大產能營養素都能供能，但是有先後順序：先利用的是葡萄糖，脂肪只有在人體中的葡萄糖使用完了以後才會被分解去提供能量。我們看競走運動員都很瘦，而鉛球運動員都很胖，只因競走是長時間的運動，身體中儲存的葡萄糖被分解完後，運動的後半截靠分解脂肪產生能量；而鉛球是一瞬間的運動，糖還沒有被消耗完，所以脂肪還留存在皮下。

第二、是脂溶性維生素的載體。維生素A、D、E、K等脂溶性維生素，只有在有油脂的環境下才能夠被吸收。因此，不吃油脂的人常會出現脂溶性維生素不足等症狀。

第三、提供必需脂肪酸。ω-6系列的亞油酸和ω-3系列的亞麻酸是人體必需的兩種脂肪酸。這類脂肪酸只能依賴從外界的攝入，且往往在身體裡承擔了重要的角色，是合成很多生物活性物質的原料，比如：磷脂、前列腺素（PG）、血栓素（TXA）、白三烯（LT）和調節膽固醇等。

有一次，一位女患者過來就診，45歲，特別瘦，平時做事小心謹慎，每一樣食物都不多吃，血壓、血糖和體重都比較正常，每天還運動1～2個小時。

別人都誇她身材好，但是，她自己卻感到全身無力，時不時地要舒一口氣，總覺得氣短。最煩惱的事情是睡覺時必須墊高枕頭，而且要向右臥，如果頭低一點或者向左臥位，熱熱的胃酸就會湧向咽部，有種強烈的胃灼熱感。

她去消化科做檢查，診斷為反流性食管炎[1]；做B超，醫生告訴她胃下垂得很厲害；查尿常規，尿液出現蛋白質陽性和潛血等一系列問題。

她思來想去，就是想不通，自己飲食節制，運動規律，沒有不良嗜好，怎麼會出現這些症狀呢？

聽完她的講述後，我給她看了一張人體解剖圖，腹部脂肪的作用一目了然——脂肪在臟器之間起著無法替代的支撐作用，缺乏脂肪會導致固定胃的韌帶和網膜不牢固，胃受重力影響就會發生下垂，所以她的胃下垂歸根結底是緣於飲食中的脂肪缺乏。她怕胖，吃脂肪類食物和主食都非常控制，飲食結構不平衡，蛋白質、脂肪攝入不足，從而導致了器官功能下降，造成賁門括約肌（食道與胃之間的平滑肌）收縮無力，全身肌肉無力。

另外，脂溶性維生素攝入不足，還會出現其他症狀。於是我問她：「你眼睛乾嗎？看東西清楚嗎？你皮膚怎麼樣？記憶力如何？」

這一問不得了，問出一大堆問題：「我這些年視力下降得可快了，看一會兒手機眼睛就特別不舒服。每天要往身上塗許多護膚霜，否則總覺得皮膚乾乾的，皮屑很多。出虛汗，記憶力下降。我以為是更年期造成的，可是我剛剛45歲，是不是有點太早了？」

我們把患者的這些症狀綜合在一起看，就能得出「營養不良」的結論，這是由於攝入的營養素低於人體消耗量造成的，尤其是脂類食物攝入太少。現在大家都非常注重健康，注重身材保養，但是對一些知識卻一知半解，對一些概念也不求甚解，隨隨便便就拿來用，「脂肪恐懼」是一個尤為突出的重災區。是的，脂肪多了自然不好，但是沒有脂肪呢？脂肪不夠呢？一樣會帶來很多疾病，大家要追求適度而不是盲目地減少。

◆類脂的消耗：構建細胞膜

說完了脂肪，我們來說說類脂。

類脂又分為磷脂、膽固醇和糖脂，除了共同構成細胞膜這一種消耗外，還各有作用。

先說說磷脂。

磷脂不僅對活化細胞，維持細胞新陳代謝、基礎代謝及荷爾蒙的均衡分泌有重大作用，而且在增強人體免疫力和細胞的再生力方面也十分關鍵，在調節血脂、保持血管通暢方面更是扮演著重要的角色。

尤其要強調的一點是：人體的神經細胞和大腦細胞結構中大約有一半是磷脂。磷脂的質

[1] 反流性食管炎：即胃和十二指腸內容物反流入食管引起胃灼熱等症狀的疾病，俗稱「胃食道逆流」。

量和數量決定了大腦細胞間信息傳遞的速度，因此具有增強記憶力、預防老年癡呆的功能。

所以，要讓一個人保持聰明、減緩衰老，磷脂、膽固醇和蛋白質的攝入必不可少。大家都知道小孩子半歲時就要開始增加雞蛋、豬肝、肉類等輔食，主要原因是大腦的發育很快，雞蛋裡的卵磷脂，豬肝和肉裡的鐵、蛋白質及磷脂正是孩子最需要的營養素。另外，增加魚油類食物（如DHA、EPA）也可以提高腦細胞中磷脂的質量。

再說說膽固醇。

膽固醇占人體體重的0.2%，和磷脂、蛋白質並肩作戰，成為細胞膜的結構成分，它的作用是增加細胞膜的韌性和堅固度，防止細胞膜損傷。另外，它還是形成腎上腺皮質激素和性激素的原料。性激素包括了男性的雄性激素、女性的雌激素和孕激素。在臨床上，我們經常見到很多怕胖、恐慌膽固醇攝入過多的患者，他們不吃肉、蛋、奶等含膽固醇的食物，卻因此患上了卵巢早衰或者性功能障礙。

不僅如此，膽固醇進入人體後還要參與合成維生素D_3和膽汁酸，從而防止骨質疏鬆、低鈣，幫助脂類消化和吸收。

最後說說糖脂。

糖脂在神經髓鞘中分佈很廣，神經髓鞘的作用是絕緣和增快神經傳導速度。大家可能聽說過三叉神經痛，就是三叉神經的髓鞘破損造成了神經短路的結果。這種疼痛的感覺非常可怕，有種痛不欲生之感，這與類脂攝入不足息息相關。

有一次，我到出版社去辦事，剛好看到一個編輯在吃飯。碗裡的食物紅紅的，很是誘人。仔細看看，裡面有兩種成分，一粗一細，粗的是粗麵條，細的是細麵條，用紅色的調味醬拌在一起。鬧了半天，裡面只有「麵條」這一種食物。

如果是個體力勞動者，短時間這樣吃還可以，而眼前這個編輯是腦力勞動者，這樣吃就不合適了。如果你看懂了前文神經細胞所需消耗的營養素，就知道神經細胞消耗的不只是醣，還有磷脂、蛋白質、膽固醇、脂肪酸、維生素和某種礦物質。而眼前這位沒有重體力勞動的編輯，僅僅補充了醣類，其他營養素都沒有補充，這樣持續下去，她的腦細胞將不斷虧空。想到這兒，我對她說：「姑娘，你這樣吃會阻礙你變聰明。要想聰明，最起碼也要加點脂肪和蛋白質啊。」

姑娘聽到能變聰明，頓時來了興趣，但看看自己小肚子上的贅肉，無奈地搖搖頭，對我說：「看看我這游泳圈，還是吃素比較好，我怕吃肉和油更胖了。」

我氣不打一處來，做健康編輯，卻不懂得營養基礎知識：「姑娘，這游泳圈就是你天天吃麵吃出來的，你要真的多吃肉和油，還不一定有游泳圈呢。」

脂類的攝入：肉蛋奶魚、植物油和堅果等

食物中含脂類的有植物油、動物油、堅果、加工食品中的脂肪、動物的皮下脂肪、動物大腦中的脂質（磷脂、膽固醇、糖脂），還有魚油。

一般來講，我們每天攝入的脂類應占一天總能量的30%左右。大多數發達國家的攝入量要高於這個數，發展中國家要低於這個數。在此範圍內，北方寒冷地區居民的脂類攝入量要多於南方溫暖地區居民。

在這30%左右的脂類中，飽和脂肪酸、單元不飽和脂肪酸和多元不飽和脂肪酸這三種脂肪酸應各占10%。

那麼怎麼知道這個脂肪是飽和、單元不飽和還是多元不飽和呢？有個簡單辦法可以進行判斷：在室溫下飽和脂肪酸大多處於凝固狀態，比如大肥肉、臘肉。植物油中的椰子油和棕櫚油也是飽和脂肪酸。

單元不飽和脂肪酸含量在70%以上的有兩種油：橄欖油和茶籽油。

其餘的在室溫下呈流動狀態的油基本上都是含多元不飽和脂肪酸較多的油，比如大豆油、小麥胚芽油、玉米油、芝麻油和花生油。

怎麼才能做到三種脂肪酸各占1／3呢？實際上在生活中沒有必要搞得那麼複雜和準確，只要做到大致正確便可以了。

比較簡單的操作方法是：動物脂肪占一半，植物脂肪占一半。

舉個例子。

一位男性，30歲，身高165釐米，體重60千克，從事輕體力勞動，每天運動1．5個小時，最近發現皮膚乾燥、癢，特別容易出頭皮屑，而且眼睛乾澀。

這是什麼原因呢？看過前面內容的讀者很快能判斷出來，他的飲食中攝入的油脂不足。

這位男士的體重適中，他在工作中用電腦較多，每天運動1．5個小時，他一天應該攝入的總能量為35×60=2100千卡，每克脂類能夠產生9千卡能量，因此他每天攝入脂類應該是2100×30%÷9=70克。

這70克脂肪是不是全部來自炒菜的油？不是的，有一半要來自動物脂肪，從肉、蛋、奶、魚中獲得；另一半來自植物脂肪，從食用油和堅果中獲得。

這位男士在接受診治的時候告訴我，他很少吃肉，一天吃一個煮雞蛋，一個月吃一次魚，在吃菜時會經常拿開水把菜過濾一下，從不吃油炸食品。

我問他是否吃堅果？

他回答得很乾脆：「沒有時間吃。」

從他的日常飲食中可以看到，他的皮膚乾癢、眼睛乾澀確實都與飲食中缺乏油脂有關。

這樣，解決方案也出來了：他每天應該吃夠70克脂肪，一半來自肉、蛋、奶、魚，另一半是植物油，同時應該多吃些堅果。

植物脂肪主要存在於食用油和堅果中。植物脂肪的攝入量特別好計算，看看油壺上的刻度，或者用小勺估量，基本上就差不多了。一個人一天的攝入量在30毫升左右。上面這個患者應該是35毫升（35克），因為他的運動量較大。

動物脂肪在肥肉和瘦肉裡都有，魚肉、牛奶裡也有。雞蛋和內臟裡含有許多磷脂和膽固醇，這些類脂參與構成人體的框架結構，絕對不能缺少。

一般來講，每天吃一個雞蛋、一袋牛奶、100～150克瘦肉，每週吃2～3次魚，攝入的動物脂肪量基本就夠用了。

有些人不吃動物性食物，如果植物油的用量嚴格控制在30毫升，這樣相當於每天只完成了應該攝入量的一半，時間長了，身體會出現許多油脂攝入不足的問題。

還有一種情況，特別愛吃肥肉的人，往往是飽和脂肪超標，飲食比例也要注意改一改。

◆必需脂肪酸最佳比例：ω-3：ω-6要調整為1：4～6

ω-3和ω-6系列不飽和脂肪酸都是人體必需脂肪酸，一定要從食物中獲得，一般認為應不少於總能量的3%。

ω-6系列的不飽和脂肪酸主要存在於植物油中。

ω－3系列的脂肪酸都在哪裡呢？動物中有深海魚、貝類，植物中有亞麻籽、堅果和馬齒莧，保健品中品質較好的魚油中也含有ω－3不飽和脂肪酸。

ω－3和ω－6之間比較好的比例是1：4～6。由於大家獲取植物油要比獲取深海魚、貝類、堅果以及魚油等容易得多，所以現實生活中大多數人攝入的實際比例幾乎到了1：20，甚至更誇張。

說到這兒，有人要問了，ω－6攝入太多的話會有什麼問題嗎？必需脂肪酸攝入多點兒不好嗎？

研究表明，許多慢性炎症性疾病都與這個比例失調有關。ω－6攝入過多會引起血管炎症、高脂血症、心腦血管病、關節炎症、肥胖、哮喘等問題，所以ω－3系列脂肪酸的攝入是一個需要重視的問題，應將兩種必需脂肪酸的比例維持在一個正常的範圍。通常來講，一個人ω－3脂肪酸的每日攝入量應不低於總能量的0．5％。

◆反式脂肪酸：每天限量2克

20世紀初，德國化學家威廉．諾曼獲得了一項發明專利，將食用油部分「氫化」。經過「氫化」的植物油與普通植物油相比更加穩定，呈固體狀態，可以使食品外觀更好看，口感更鬆軟，同時，與動物油相比價格還更低廉。由於人們認為植物油比動物油更健康，因此用便宜而且「健康」的氫化植物油代替動物油脂在當時被認為是一種進步和時尚。

但事實上，由於植物油經過「氫化」之後成為非天然的油脂，很難被人體適應，攝入後會出現各種不適反應。100年來，全世界許多國家做了大量實驗，證明這種人工反式脂肪酸是人類健康的一大「殺手」。

科學家們發現，攝入過多反式脂肪酸會引起以下幾個嚴重的健康問題：

• 促進血栓形成，造成冠心病和腦卒中。
• 影響生育能力，減少男性荷爾蒙的分泌，對精子的活躍性產生負面影響。
• 影響胎兒發育。
• 影響大腦功能，降低記憶力，尤其對嬰幼兒的大腦發育和神經系統發育產生不利影響，且這種影響會延續終身。
• 引起肥胖。

反式脂肪酸有很多好聽的名字，比如：植物氫化油、人造黃（奶）油、人造植物黃（奶）油、人造脂肪、氫化油、起酥油、植脂末等。

哪些食物中含有反式脂肪酸呢？我來列舉一些大家特別熟悉的：蛋糕、糕點、餅乾、麵包、蛋黃派、沙拉醬、炸薯條、炸薯片、爆米花、巧克力、冰淇淋……這些食物大家都吃過吧？有的人甚至天天都在吃。

另外，大家還要注意奶茶和咖啡中的配料，上面清清楚楚寫著「植脂末」，這也是反式脂肪酸。增加植脂末之後，奶茶和咖啡會顯得潤滑而香甜，因而這種配料的使用特別廣泛。

為了控制反式脂肪酸的攝入，世界衛生組織、聯合國糧農組織在《膳食營養與慢性疾病（2003）》中建議「反式脂肪酸最大攝取量不超過總能量的1%」，這個1%折算出來一個人一天的限量在2克左右。

我們經常看到一些食品包裝袋的標籤上食物成分中明明標有植物氫化油、氫化油、起酥油、植脂末等字樣，但是在營養成分表裡卻寫著「反式脂肪酸為0」，這是為什麼呢？

上面說了，一個人一天攝入反式脂肪酸應低於2克，因此，如果只吃這類包裝食品中的一個小食品，絕對沒有超標，於是可以忽略不計。

但是，大家想一想，吃小食品是不是一天只吃一個？如果吃了一塊小蛋糕，也許沒超量。但是吃兩三塊呢？如果再加一個冰淇淋呢？再加一杯咖啡呢？

◆膽固醇300～500毫克，磷脂多多益善，糖脂從奶製品中來

膽固醇的來源分為外源性膽固醇和內源性膽固醇兩種。外源性膽固醇來自每日膳食，內源性膽固醇則是由肝臟合成的，肝臟把攝入的葡萄糖等能量成分轉變為膽固醇。

一個人一天需要1300～1500毫克膽固醇供人體細胞使用。正常的比例是每天飲食

攝入膽固醇300～500毫克（白天從三頓飯中獲得），肝臟合成1000毫克（大部分在晚上合成）。

其中通過飲食攝入的膽固醇主要來自動物性食物，包括雞蛋、內臟、腦和肉類。一個中等大小的雞蛋中膽固醇的含量為250毫克左右，100克畜禽類瘦肉中膽固醇的含量為70毫克左右。

磷脂是組成人體生命細胞的重要成分，細胞膜當中大約有一半是磷脂。磷脂主要從食物中獲得，肝臟也能合成部分磷脂，但是量不能滿足人體需求。磷脂的功能很重要，它可以維持新陳代謝，保證荷爾蒙的均衡分泌，促進智力發育，防止癡呆和血栓形成。大家要儘量攝入含磷脂多的食物，如動物類食物中的雞蛋、肝臟、腦、骨髓、腎臟、心臟等，植物類食物中的芝麻、葵花子、大豆等。

糖脂是糖類和脂類結合所形成的物質。自然界存在的糖脂分子中的糖主要有葡萄糖、半乳糖，脂肪酸多為不飽和脂肪酸，在人體中分佈甚廣，但含量相對較少。

糖脂的種類繁多，其中研究得較為深入的是糖鞘脂。

糖鞘脂有腦苷脂和神經節苷脂。腦苷脂在腦中含量最多，肺、腎次之，肝、脾及血清中也含有。神經節苷脂廣泛分佈於全身各組織的細胞膜的外表面，以腦組織最豐富。在細胞膜表面的糖鞘脂主要作為細胞表面的標誌物質，比如我們每個人都有一種血型，A型、B型、O型或AB型，這個血型就是由紅細胞質膜上的糖鞘脂決定的。

所以糖脂有兩個最主要的功能，一個是神經系統中髓鞘的成分，另一個是作為細胞表面標誌物質。

我們只要攝取糖類（葡萄糖和半乳糖）和脂類（多為不飽和脂肪酸），身體細胞就可以自己合成糖脂。我們的身體中一般不會缺乏葡萄糖，那半乳糖從哪裡獲取呢？從牛奶和甜菜裡。嬰兒可以從母乳中獲得半乳糖，而成年人應適當補充一些奶製品來獲得，再增加一些堅果和魚類食物。

脂類失衡表現：肥胖、腦萎縮、不孕不育

當脂類食物的攝入大於消耗時，主要表現為肥胖。這種肥胖表現為全身胖，四肢粗壯，同時皮膚細膩、有光澤、有彈性。

當脂類食物攝入低於消耗時，就會表現為以下兩種情況：

第一、消瘦。

第二、出現脂溶性維生素缺乏的症狀。脂溶性維生素指的是維生素A、維生素D、維生素E和維生素K。

- 缺乏維生素A的症狀：皮膚乾燥，脫皮屑，出皮疹。嚴重的患者脫衣服時就能掉下許

多皮屑，甚至一些人早晨起床時都會發現床單上有許多皮屑。

- 缺乏維生素D的症狀：骨頭和關節疼痛，肌肉萎縮，腹瀉等。
- 缺乏維生素E的症狀：生育能力下降，免疫力下降，代謝失常，機體衰老等。
- 缺乏維生素K的症狀：牙齦出血、流鼻血、尿血、胃出血等各種出血症狀。

造成脂類攝入下降的原因有很多，比如食物中缺乏脂肪的素食者、脂肪瀉患者，或者需求量不能得到滿足的孩子和孕婦等。

到底脂類應該攝入多少，誰是最好的榜樣呢？

在這一點上，作為全球飲食標杆的地中海式飲食已經給出了規範。地中海地區的一些國家直到今天還保持著原始的飲食結構，比如希臘克里特島的居民脂類攝入量占到整體能量攝入的40％，比我們現在要求的高多了，但他們的癌症死亡率卻只有美國的一半，冠心病死亡率是美國的1／20。他們攝入的脂類主要來源於魚、堅果和橄欖油，完全符合我們前面提到的三種類型脂肪酸的比例，所以在脂類攝入中合適的比例要比量的控制重要得多。

有一次在講課時，一位學員把她的兒子帶來讓我看看。

這個孩子14歲，個子卻像10歲，但這不是她想找我的原因。她找我是因為這個孩子從小學一年級開始，小腿的皮膚像魚鱗一樣，抹了藥也沒有效果，這幾年愈加厲害了。孩子怕別人看到，天氣再熱也要穿長褲，太遭罪了。

個十幾歲的男孩子，正是長身體的時候，好動，運動量又大，再加上用腦多，需要的脂類、蛋白質等細胞結構原料肯定要比正常的成年人多，所以我主要問孩子的飲食習慣，尤其關注對肉、蛋、奶、魚這些動物類食品的攝入。

孩子搶著說：「我媽從來不讓我吃麥當勞、肯德基裡的食品，說是垃圾食品。我們家從來不喝牛奶，每天吃一個煮雞蛋，不吃油炸的食物。我很喜歡吃肉，但是不愛吃魚，因為不會挑刺。」

我就問他：「你喜歡吃肉，每天都能吃多少呀？」

孩子說：「我媽說要適量，一周讓我吃2次，不讓吃肥肉。」

我拿著我的手機問他：「像手機這麼大的肉，你一次能吃幾塊呀？」孩子都快要哭了：「一塊。」

我真為這個孩子感到難過，他的身體那麼缺乏蛋白質和脂類，皮膚的角化過程都受到影響，個子也長不高，家長卻還不明白是怎麼回事。

大家現在受到一些飲食理念的指導，覺得少肉、少油、少鹽才是對的。可是，飲食要因人而異，尤其是孩子、孕婦等特殊人群，他們對於某些營養的需求更高。如果固定地只吃某些食物，這是害孩子，不是愛孩子。

這個病例讓我感到特別痛心，我千叮嚀萬囑咐這位學員，回去一定要給孩子加營養。不僅是因為孩子正在長個子、長身體，更如前面所說的，細胞膜最主要的結構成分是磷脂、蛋白質和膽固醇，如果沒有這些，正在發育的孩子怎麼長大腦呢？人體有了這些原料，才能從一個細胞不斷分裂成幾十萬億個細胞，而且每天還要新陳代謝，所以這些結構成分要不斷地補充。

不只是生長發育期的孩子，上了歲數的人一樣不能吃飯圖簡單。

有一次，一位50多歲的女患者來找我看病。她近來總是丟三落四、心情緊張，家屬不放心，怕她大腦出現了問題。

我問了問她的情況：她住在農村，家裡有個小自留地，平日裡自己種點菜。她老伴外出打工，一個月回來一次，按時把錢交到她手上。兒子、兒媳婦都很孝順，經常來看看她。按理說，她的日子過得還不錯。

可是近兩年，家裡人發現她總丟東西，比如拿著10元錢上街買東西，東西沒買回來，錢卻不知道哪裡去了。她還經常把自己鎖在外面回不了家，讓鄰居給兒子、兒媳婦打電話。

她以前有高血壓和糖尿病，一直吃藥，控制得還可以。最近卻麻煩了，她總是心裡緊張，擔心一些不該擔心的事，總給老伴打電話，要不就讓兒子、兒媳婦陪著她，搞得家裡亂成一團。

我看了看她的頭顱CT，非常明顯是腦萎縮。於是我瞭解了一下她平日的飲食，果然發現很多問題。

由於這幾年老伴不在家，兒子間斷來看看，這位50多歲的中年婦女大多數時候都是一個人生活。她每天早上喝點粥，吃點鹹菜，中午和晚上都是吃老玉米和饅頭，或者從地裡摘點蔬菜。

我問她：「為什麼不喝牛奶、不吃肉？」

她說：「麻煩，一個人不搞這麼複雜。」

我問：「為什麼不吃雞蛋？你老伴說你們家養了許多雞。」她說：「攢著，換點錢，給孫子買好吃的。」

「那堅果呢？水果呢？」

回答得更乾脆：「咬不動。」

說來說去，她的食物只有兩部分來源：糧食和蔬菜。磷脂、蛋白質、膽固醇、必需脂肪酸這些大腦需要的最基本的養分一樣都沒有，腦細胞怎麼可能不萎縮？出現以上症狀不足為奇。

我給她講了其中的道理，叮囑她回去要多補充肉、蛋、奶、魚，否則症狀會越來越嚴重。她答應回去一定照做。

脂類平衡的方法：一半來自動物，另一半取自植物

我們總說脂肪攝入多了或少了，但究竟多少才是剛好？

還是用我們在本章第一節中提到的能量公式，以我原先接診過的一位電腦程序員為例，給大家講講計算方法。

這位程序員身高185釐米，平時的工作和生活中幾乎75%的時間都是坐著的，25%的時間是站著的。這種類型的人屬於輕體力勞動者，那麼他每天所需總能量應該是（185－105）×30=2400千卡[1]。

每人每天攝入的脂肪量要占人體需要能量的30%，也就是說脂肪提供的能量應該是2400×30%=720千卡。但720千卡對大多數老百姓而言，似乎還很模糊，不知道到底是多少。

前面我們講過，1克脂肪大約產生9千卡熱量，現在知道了脂肪的產熱量，推算脂肪的攝入量就是逆向的過程，即720÷9=80克。也就是說，對一個185釐米輕體力勞動的男性來說，他每天需要補充80克脂肪，才能保證脂肪的攝入是充足的。

然後再把這80克脂肪分成兩份，一半由動物脂肪提供，另一半由植物脂肪提供。動物脂肪在你吃雞蛋、肉、魚、奶的時候就包含在裡面了，植物脂肪在炒菜裡和堅果裡。這樣，30毫升的炒菜油加上20克的堅果，每天的脂肪攝入量基本上就差不多了。

在脂肪中最需要控制攝入的是反式脂肪酸，而肥肉是可以吃的，適量就好；魚油是多元不飽和脂肪酸，而且是必需脂肪酸，最好經常攝入，可以多吃一些深海魚；如果有條件，也可以選擇高質量的魚油。

另外，並不是說我們必須嚴格按照計算出來的脂肪攝入量執行，在不同情況下我們還要靈活調整。例如，運動較多的人可以多吃一些油性食物，包括飽和脂肪，體力勞動者可以多吃一些肥肉，這樣可以保證有足夠的能量。

維生素平衡：極容易缺乏，很難過量

維生素在人體中的含量很少，不到1%，但如果沒有維生素，人體內很多重要的生命活動都無法完成，所以叫作維生素的元素，簡稱「維生素」。

[1] 該程序員標準體重為185－105＝80千克。輕體力勞動者每日每千克體重所需能量為30千卡，他每天所需總能量為80×30＝2400千卡。

我們太容易缺乏維生素了

人體需要兩大類維生素。

一類叫作脂溶性維生素，包括維生素A、D、E、K。這類維生素必須溶解在油脂裡才能被吸收。

另一類叫作水溶性維生素，包括維生素B群和維生素C，水溶性維生素可溶解在水中，很容易流失。

前面講到營養素失衡時，都會說到兩種情況：一種是消耗大於攝入，另一種是攝入大於消耗。

但是維生素很特別，從食物中獲取的維生素在人體內一般不會過量，缺乏的情況居多，為什麼呢？

維生素在人體內不能合成，也不能相互轉化，只能從食物中獲取，所以如果從食物中攝取不足，就會出現維生素缺乏的症狀。尤其是水溶性維生素，特別容易流失，如果攝入多了，會馬上通過尿液和汗水從體內排出。

脂溶性維生素儘管能在人體的脂肪組織內儲存，有「吃一頓，管三天」的特點，抗流失能力較強，但如果不良飲食習慣堅持幾年、幾十年不變，體內儲存的維生素被消耗乾淨，當細胞缺乏維生素時就會出現許多疾病，甚至會導致死亡。

日常生活中，維生素缺乏主要有以下幾種誘因：

第一、膳食中供給不足。比如生活條件太差，沒有能力獲得食物。

第二、食物加工過程中破壞丟失過多，如熬煮時間過長，沖洗次數過多，或者油炸溫度過高，都會破壞食物中的維生素。

有一次，我遇到一位患者，她的周圍神經炎特別明顯。一般來講，這個病和維生素B群缺乏關係密切，於是我問她平時怎麼吃菜和肉類的。她說：「不是講白菜豆腐保平安嗎？我每天都吃白菜燉豆腐。不愛吃肉，一周吃一個雞蛋。」

我問她：「白菜豆腐您每次燉多長時間？」

她的回答讓我們診室的人都吃了一驚：「半小時。」

這燉的時間也太長了，好不容易吃點蔬菜，還把裡面的一點維生素給燉沒了，維生素能不缺乏嗎？

第三、偏食。有的人家裡條件不差，每天桌上擺滿豐富的食物，但是卻只吃自己喜歡的食物，不喜歡的食物一口也不沾，這樣也會造成某種營養素缺乏。有一些人會用白麵做出各種食物，看似豐富，但是白麵中幾乎不含維生素，如果食物中不增加蔬菜、水果和肉類，也會出現身體虧空。

需要提醒的是，由於脂溶性維生素不溶於水，難以從腎臟排出，易在身體裡積存過多產生毒性作用，所以我們在補充維生素A、D、E等脂溶性維生素製劑時要注意用量，別過猶不及。比如咱們給孩子吃魚肝油的時候都要嚴格按照說明書吃。

第四、工作條件限制。由於工作關係，吃飯不方便，一些人整天吃快餐或者買一點方便食品，也會造成維生素缺乏。

比如出租汽車司機，餓的時候可能車上剛好有客人，等客人走了想去吃飯，卻發現沒有地方停車。於是，有些司機在車上備有麵包、燒餅和飲料；蔬菜、水果和肉類食品容易壞，司機們基本上都不準備。長期保持這樣的飲食就會出現維生素缺乏。

我坐出租車時經常和司機師傅聊天，建議他們可以在車上備一些煮好的雞蛋、牛肉乾，還有洗乾淨的番茄、黃瓜，拿起來就能吃，另外再準備些奶片或紅薯乾當零食；晚上回家後好好補補營養，白天沒吃什麼，晚上就補什麼。

另外，還有一些特殊人群很容易出現維生素缺乏。例如，長期腹瀉、膽汁分泌受限、胃酸分泌減少都會造成消化能力變差，影響維生素的吸收；如果膳食中脂肪含量低，也會影響脂溶性維生素的吸收。

再如妊娠期與哺乳期婦女、生長發育期兒童以及特殊生活環境條件下，某些疾病（長期高熱、慢性消耗性疾患等）均會使維生素需求量相對增高。服用異煙肼、青黴胺及避孕藥等也會增加對維生素B_6的需求。比如一些吃抗結核藥的人容易出現四肢麻木的感覺，這是由於服藥以後會影響維生素B群的代謝。

維生素缺乏是一個漸進的過程。開始時，體內儲備量降低，身體會感覺到不適，但是各項檢查尚且正常。當體內儲備越來越低，生化檢查開始出現異常，最後組織病理也發生變化，此時在臨床上才會表現出相應體徵，但這時已經晚了。

所以當我們看到患者出現症狀或者體徵時，補給的維生素含量要遠大於每日推薦量，因為補進去的量要把身體中的虧空量算進去。隨著細胞內的補充劑量進入，症狀好轉，這時候減少攝入量，直到相應症狀完全消失，才把劑量調整到正常人的每日推薦量。

人體自身無法合成維生素，而且各種維生素之間不能相互轉化，當某一種或幾種維生素缺乏之時很容易出現問題，因此怎麼強調維生素的重要性也不為過。我們每一餐都要看看自己的食譜裡是否含有維生素，含有哪一類維生素。

經常吃一些維生素補充片也是很好的選擇。但是在這裡我要特別強調一下，維生素補充劑最好選擇從食物中提取的天然維生素，化學合成的維生素不要長期攝入。

維生素A的需求量從未像現在這麼多

近些年，由於手機和電腦的廣泛應用，人體對維生素A的消耗比歷史上任何年代都多。

因為視神經的光敏感作用需要維生素A，尤其是黑暗中的視覺狀態與維生素A關係更為密切。

另外，在上皮組織的形成、發育以及維持上皮組織的健全方面，維生素A也是積極的貢獻者。

它不僅決定了一個人的皮膚狀況好壞，還與防治癌症關係密切。

◆維生素A缺乏的表現：夜盲症、乾眼症、慢性咽炎

維生素A缺乏最突出的症狀是暗適應能力下降，嚴重者在夜裡會看不清東西。大家可以檢測一下，自己是不是暗適應能力下降。

第一個方法是，天黑後在路燈不亮的地方，你是否會感覺到明顯看不清楚。

第二個方法是，把房屋的燈突然關掉，在黑暗中你過多久能看見東西。正常人10秒鐘內應該可以看到。例如，去看電影的時候，如果去晚了，你能不能很快找到座位？

維生素A缺乏最常見的症狀是乾眼症：角膜、結膜上皮、淚腺等組織的修復過程非常需要維生素A的參與，如果缺乏維生素A，會出現眼睛乾澀、發炎，嚴重者會出現角膜軟化、潰瘍、角質化等一系列變化，角膜損傷嚴重常會導致不可逆轉的失明。

同時由於現在大家用電腦和手機多，乾眼症也很多發。

除了暗適應差、乾眼症外，皮膚和黏膜也會發生病變：維生素A對上皮細胞的再生、分

化、穩定起到非常重要的作用。所以維生素A缺乏會出現全身各種上皮組織的問題。

我坐地鐵時，常常發現一些女性，儘管臉上抹了化妝品，但是肩部、上肢、腿部的皮膚角化乾燥，呈小疙瘩狀，這都是維生素A缺乏的表現。

另外，口腔、呼吸道很乾或者慢性咽炎，也往往與維生素A缺乏有關。

家裡如果有經常出現支氣管肺炎的孩子，父母一定要好好想想，孩子日常生活中是不是缺維生素A了。

另外泌尿系統感染、婦科感染、某些癌症也與維生素A缺乏有關。

◆維生素A缺乏的補救措施

那我們從哪裡獲得維生素A呢？

第一、從動物肝臟、奶油和雞蛋中直接獲得維生素A。

第二、製造一個油性的環境，把植物中的胡蘿蔔素溶進去，比如吃胡蘿蔔燉牛腩、豬肉燉南瓜、炒綠花椰、炒油菜、炒菠菜等來吸收維生素A。腸道黏膜可以根據身體中對維生素A的需求量來決定對胡蘿蔔素的吸收量。一個胡蘿蔔素分子可以轉化為兩個維生素A分子，身體缺維生素A時腸道對胡蘿蔔素轉化吸收的就多，夠了就減少吸收，這樣就不會出現體內維生素A中毒問題。

維生素 D 缺乏是現代人的通病

近年來對維生素D的研究越來越多，現在已經把它上升到激素的高度。研究發現，維生素D不僅與骨骼有關，還與細胞功能的調節及基因轉錄相關。

維生素D的受體遍佈全身，因此全身各處包括大腦細胞都會受到維生素D的影響。

◆維生素D缺乏的表現：骨質疏鬆、高血壓、抑鬱等

維生素D缺乏現在已經成為非常廣泛而嚴重的健康問題，患者中居住在城市裡的人多於農村人，女性多於男性，冬天和春天最為高發。

缺乏維生素D的表現形式有：骨質疏鬆、小兒盜汗等缺鈣表現，容易過敏，容易感冒，好發腫瘤、抑鬱等。此外，冠心病、高血壓、糖尿病等也與維生素D缺乏有關。因此患這些疾病的患者在檢查時也應該查一下自己血液裡維生素D的濃度。

現在大家基本上在室內活動，出門也常常坐車或者開車，導致維生素D缺乏越來越高發。

◆維生素D缺乏的補救措施

我們體內的維生素D有兩個來源：

第一、從動物類食物中直接獲得。含維生素D的食物有：動物的肝臟、大腦、肺、脾，雞蛋，牛奶，鮭魚，大馬哈魚，動物的骨頭和皮膚也含有少量維生素D。

第二、人體皮膚合成。人體的表皮與真皮內含有一定量的7-脫氫膽固醇，當受到陽光或紫外光照射時，可以經光化學反應形成前維生素D_3，再經過肝臟和腎臟的羥化作用，最後轉化為有活性的維生素D_3。我們的老祖宗都不缺維生素D，因為他們的食物中不缺乏肉類，在外面打獵時又能獲得充足的陽光。

國際上有超過2500篇公開發表成果的研究證實維生素D在預防癌症中有重要作用。無論是來自陽光照射自我合成的內源性維生素D，還是由營養補充方式獲得的維生素D，都能夠阻止身體內部癌症的發生，將乳腺癌、前列腺癌和結腸癌的風險減少50%，還能減少癡呆和神經系統失調的風險。

既然維生素D如此重要，那麼獲取維生素D的最好方式是什麼呢？是日曬。我們每天要花半個小時接觸陽光，哪怕是在背陰的地方接受散射的太陽光線也好。較少外出的人需要補充一些維生素D，可以通過吃前文提到的動物類食物來補充，以將血液中的維生素D保持在40～60納克／毫升。

如果做不到上面這些，也可以吃天然維生素D補充劑。

維生素B群平衡需要講求配比

維生素B群是個大家庭，成員有12種以上，被世界公認的有9種，全部是水溶性維生素，包括維生素B_1、維生素B_2、維生素B_6、維生素B_{12}、菸鹼酸、葉酸、泛酸、生物素和膽鹼。

維生素B群的消耗主要用於完成細胞的以下功能：

第一、合成輔酶，參與三大能量代謝。維生素B群的角色類似於助燃劑，如果缺乏，輔酶的活性會降低，人的新陳代謝速度就會減慢。

第二、完善神經細胞功能，尤其是維生素B_1、維生素B_6、維生素B_{12}與神經系統的功能完善密切相關。

第三、促進細胞分裂。我們熟悉的葉酸，參與細胞DNA的構成。當細胞要進行分裂時，會先加倍合成DNA，之後進行有絲分裂，於是一個細胞就分裂為兩個細胞，遺傳物質也對半分了。

◆維生素B群缺乏的表現：上火、記憶力下降、消化不良等

維生素B群是個大家族，往往一種維生素缺乏之時，其他種類維生素也缺乏。缺乏維生素B群最常見的症狀是上火，表現為眼結膜充血、煩躁、口腔潰瘍。

熬夜加班之後也容易出現類似症狀，為什麼？因為在加班熬夜時要消耗大量能量，腦細

胞快速運轉，在這個過程中要消耗大量維生素B群。

感冒也是同樣的道理。感冒之後，許多人都說自己上火了，這是由於免疫系統在與病毒作戰的過程中要加快碳水化合物、蛋白質、脂類這三大能量的代謝，而維生素B群作為三大能量代謝的輔酶，會大量被消耗。

缺乏維生素B群最容易表現出神經系統症狀：人會出現記憶力下降，反應遲鈍，沒有精神，容易頭痛，嚴重者會出現眩暈，感覺到頭暈目眩，躺在床上不敢翻身，稍微一動就會嘔吐。

往往工作特別刻苦的人會出現這種情況，如果好好休息後注意補充維生素B群，症狀就會很快消失。但是大多數人都不會想到是維生素B群的缺乏，想到比較多的原因是腦供血不足。還有一些人由於反覆頭痛，跑去做CT和核磁共振，結果都是陰性，其實就是體內維生素B群不平衡了。

最突出的問題是周圍神經症狀：當維生素B_1、維生素B_6、維生素B_{12}缺乏時，人會出現四肢和手腳套襪套樣的感覺障礙，手腳是麻木的。開始時早晨出現這種症狀，活動後好轉，後來症狀越來越嚴重。嚴重者不僅感覺麻木，最後手和足運動時也呈現無力症狀。

維生素B群不足時，患者還容易出現食欲不振，消化不良，甚至一些人會出現口臭，別人都不敢靠近他。

我曾經仔細問診過一位由於維生素B群攝入不足導致的口臭患者如何吃飯。他說：「每天吃饅頭、米飯和麵條，愛吃涮羊肉，喜歡吃點辣椒和鹹菜，蔬菜和水果基本上一點都不吃。」

◆維生素B群缺乏的補救措施

維生素B群的來源非常豐富，在這裡介紹一下幾種主要維生素藏在哪些食物中。

- 維生素B_1——種子皮、動物內臟和瘦肉。
- 維生素B_2——動物肝臟、奶類、蛋類、豆類和綠葉蔬菜。
- 維生素B_6——動物肝臟、奶類、蛋類、豆類、綠葉蔬菜和全穀類食品。
- 維生素B_{12}——動物肝臟、肉類、蛋類和奶類。
- 葉酸——動物肝臟、腎臟、蛋類、豆類、綠葉蔬菜、水果和堅果類。

大家發現沒有，動物肝臟簡直就是維生素大庫房，所以營養師們都特別喜歡動物肝臟。

但是大家經常困惑，肝臟是解毒器官，是不是裡面有許多毒素呀?·實際上這是個天大的誤區，肝臟是排毒器官，不是存毒器官，如果肝臟每天給自己積累1克毒素，想想看，那40歲的人肝臟豈不成了大膿皰了?

維生素B群這麼重要，補充時要充分考慮到它的3個特性。

第一、維生素B群屬於水溶性維生素，很容易丟失，在體內的滯留時間只有數小時，所以必須每日補充，尤其是夏天和出汗多的時候。

第二、維生素B群像個球隊，球員之間相互配合才能取得勝利，也就是說不要單獨補一種，比如一些人經常口腔潰瘍，明顯是缺乏維生素B_2，但如果只是補了維生素B_2，很快症狀又會復發。如果把各種維生素B群一起補，好得快，還不容易復發。

第三、維生素B_1、維生素B_2、維生素B_6之間的優質配比是1：1：1。

維生素C平衡：最好每天吃3種以上水果

維生素C在皮下、血液中、細胞內外都起著抗氧化的作用，參與膠原蛋白的形成。當缺乏之維生素C時，膠原蛋白形成障礙，會造成創傷癒合延緩和不同程度的出血。

此外，腎上腺皮質激素的合成與釋放也需維生素C參與。

維生素C能促進抗體形成，增加抵抗力。

如果體內的毒物如鉛、苯、砷及某些藥物和細菌、毒素蓄積，給予大量的維生素C可緩解其毒性。

◆維生素C缺乏的表現：牙齦出血、貧血、心衰等

維生素C缺乏症又稱為壞血病，早期症狀是倦怠、疲乏、急躁、呼吸急促、牙齦疼痛出血、傷口癒合不良、關節肌肉短暫性疼痛、易骨折等。典型症狀是牙齦腫脹出血、牙床潰爛、牙齒鬆動、毛細血管脆性增加。嚴重者可導致皮下、肌肉和關節出血及血腫形成，最終出現貧血，心臟衰竭，直至死亡。

我在門診經常遇到一類患者，說只要吃一點阿司匹靈就皮下出血，經常糾結要不要吃阿司匹靈。

我一問平時如何吃水果，回答都差不多：「血糖高，哪敢吃呀。」要不就說：「老了，咬不動。」

每次我都會和患者說，不能因噎廢食，不吃水果哪兒來的維生素C？咬不動可以榨汁喝；怕血糖高，還有血糖高的吃法。很多患者照著我說的去做，身體狀況大為改善。

◆維生素C缺乏的補救措施

維生素C主要來源於新鮮蔬菜與水果，如韭菜、菠菜、柿子椒等深色蔬菜和花椰菜，以及柑橘、山楂、柚子等水果，野生的莧菜、刺梨、沙棘、獼猴桃、酸棗等維生素C含量尤其豐富。

需要說明的是，中國人的飲食習慣中，蔬菜基本上是炒熟了吃，但維生素C怕熱，這樣會損失很多維生素C。因此水果就成了中國人維生素C的主要來源。但是許多人一周不見得能吃一次水果，甚至看著水果爛了都不去吃，大家主要是沒有意識到水果對人體的保健作用。

一個人一天最好吃3種以上水果，合起來半斤以上。當然如果服用天然的維生素C片也是一個很好的補充方法。

維生素平衡小結

每一種維生素的缺乏都會給身體健康帶來嚴重的問題，而化學合成的維生素還遠達不到天然維生素的效果。

補充維生素，我們要對症下藥、量體裁衣，根據自己的症狀，判斷自己所缺的維生素種類，然後吃相對應的肉類、果蔬。

不過，要時刻強調的一點就是，維生素有兩類，即脂溶性的和水溶性的。水溶性的不怕攝入過多，就怕不夠；脂溶性的如果攝入過多，就會導致中毒。

礦物質平衡：四兩撥千斤

礦物質其實就是體內的各種離子，它們在人體內雖然含量很少，卻有著四兩撥千斤的作用。我們的身體每天都處在各種平衡中，不管是前面講到的大分子的碳水化合物、蛋白質、脂類，還是後面要講到的更細小的離子，打破任何一種平衡，都會讓人生病。而離子的不平衡常常在不經意間，如果你不知道離子失衡的症狀，很有可能，你根本不會意識到自己在缺礦物質，更不會採取措施去補救。而不補救的結果，就是百病纏身。

礦物質的攝入要遵循適量和天然原則

一個人身上有50多種礦物質，每一種都是經過我們嘴巴一點一點進入身體的。每一天都有一定數量的礦物質通過各種途徑如泌尿道、腸道、汗腺、皮膚、脫落細胞以及頭髮、指甲等排出體外。

礦物質有以下幾點功能是必須記牢的：

- 有構成你身體「鋼筋水泥」的礦物質。如鈣、磷、鎂，它們是骨骼和牙齒的重要材料，相當於「鋼筋」；而磷、硫是構成體內某些蛋白質的成分，相當於「水泥」。
- 有維持你身體裡內在壓力的礦物質。如鈉、鉀、氯等與蛋白質共同構成組織的滲透壓，實現體內的水平衡。
- 有給你身體「調味兒」的礦物質。鈣、鎂、鉀、鈉構成鹼性離子，硫、磷、氯構成酸性離子，共同控制著體內的酸鹼平衡。

- 有讓你體內細胞一直興奮的礦物質。這就是各種無機離子，特別是鉀、鈉、鈣、鎂離子。你可能會疑惑，這幾種離子在維持壓力的作用裡也見過。別奇怪，體內的各種離子往往身兼數職，它們通過不同的排列組合執行不同的功能。
- 有構成體內特殊物質的礦物質。比如鐵構成血紅蛋白和細胞色素酶系，碘構成甲狀腺素和穀胱甘肽過氧化物酶。這些物質就是一些激素和酶。打個比方，激素和酶就相當於「擴音器」，把信息擴大後傳出去，讓身體內更多的細胞能感知到這個信號。

礦物質還會構成「擴音器」的開關，這個開關的名稱就叫作酶系統的活化劑，如氯離子會激活唾液澱粉酶，鹽酸會激活胃蛋白酶，鎂離子會激活氧化磷酸化酶類等。

礦物質平衡主要強調種類全面，攝入的數量要與人體需求量相當。

礦物質很容易缺乏，每一天都要注意補充，但是在補充礦物質時還需要注意一些問題：

第一、不要過量，尤其是微量元素。微量元素在體內雖然需求很少，但其生理劑量與中毒劑量比較接近，攝入過多易產生毒性，如氟中毒、鋁中毒、鉛中毒。微量元素有哪些？一般認為維持正常生命活動必不可少的微量元素有鐵、鋅、碘、氟、銅、鉬、錳、鉻鎳、釩、錫、矽、鈷、硒14種。由於是微量元素，不可過多補充。

第二、儘量選擇從食物中補充。食補安全，吸收好。

第三、缺什麼補什麼。一方面，礦物質千萬不要亂補，因為吃進去的礦物質要參與生理功能，會對生理代謝產生影響。另一方面，多餘的礦物質身體會努力排出，從哪裡排呢？首先是腎臟，其次是皮膚。所以現在總在講出汗排毒，汗液中有許多金屬毒素就是礦物質。礦物質如果在腎臟堆積，輕則患上腎結石，重則發生腎功能衰竭、腎癌。

第四、關注自己所處環境。地殼中礦物質元素分佈不平衡，若表層土壤中某種礦物質元素含量過低或過高，都會導致人群因長期攝入本地的食物或飲用水而引發亞臨床症狀甚至疾病。所以不是別人要補硒你也要補硒，實際上中國硒元素缺乏的地區很少。

第五、記住自己的基因表達。基因表達能力大多數是從小養成的。在媽媽肚子裡的時候媽媽愛吃的食物和嬰幼兒時期常吃的食物對一個人一生都有影響，這種影響不僅是對味道念念不忘，還表現在吸收和耐受能力上。比如從小喝牛奶長大的孩子對各種奶製品都很耐受；海邊長大的孩子對碘的需求量要大於內陸的孩子。

鈣平衡：和維生素 D 關係最緊密

鈣在人體內有兩種狀態，即游離的和沉積的。游離的鈣簡稱游離鈣，就是在血液中四處飄蕩的鈣離子，也被稱為血清鈣，約占鈣總量的1%。另外99%的鈣沉積在骨骼和牙齒中，被稱為骨骼鈣，既起到堅固的作用，同時也是鈣的儲存形式，大家都非常熟悉。

◆鈣不只是骨骼原料

游離的鈣雖然只占人體鈣總量的1%，卻發揮著最重要的功能——維持神經肌肉的正常活動。如果血清鈣濃度下降，神經肌肉的興奮性會增高，就會表現為肌肉抽搐、神經傳導異常。

此外，游離鈣是體內某些重要酶的輔酶，參與凝血過程。如果沒有它的參與，血液將不會凝固。

一般狀態下，游離鈣與骨骼鈣維持著動態平衡，鈣的攝入和排出也維持著動態的平衡，多餘的鈣會通過泌尿系統、腸道和汗腺排出，以腸道和汗液排鈣為主。

◆鈣缺乏的表現：腿抽筋、哮喘、血壓高等

早期鈣缺乏主要表現為神經肌肉的興奮，出現這種症狀時身體已缺鈣，但是血鈣濃度測出來是正常的。如果是孩子，主要表現為生長痛、枕禿、出汗多、出牙晚。成人和孩子都會出現腿抽筋、睡眠質量差、煩躁、易怒、出虛汗、過敏等症狀，另外還有一些人會表現為夜裡磨牙、腸痙攣等。

當一個人已經表現出骨骼和牙齒缺鈣或者因缺鈣引起哮喘、血壓高等問題時，說明這個人的身體已經處於晚期鈣缺乏。

晚期鈣缺乏在兒童主要表現為身材不夠高，或者佝僂病；成年人會出現明顯的骨質疏鬆表現、腳後跟疼、駝背、身高降低、髖部的股骨頸骨折、前臂骨折、胸腰椎的壓縮性骨折等。

我有一位朋友，男性，42歲，一次上樓時不小心崴了腳，沒想到拍片顯示有骨折線，說明有輕度的骨折，同時有很明顯的骨質疏鬆表現。他很困惑，問了我許多問題，很有代表性。

他說：「人家說老年人容易骨折，女性更年期後容易骨折，我可不屬於這個範圍。我還特別注意不吃甜食、不喝汽水，因為人家說吃甜食、喝甜飲料會引起骨質疏鬆。那我怎麼還會出現骨折呢？」

我說：「是的，年齡是個因素，但是造成骨質疏鬆的原因有很多，比如缺鈣、缺乏運動。你平時喝牛奶嗎？」

「我一直認為喝牛奶補鈣是老年人和小孩的事情，我這年齡、這身板，正當壯年，所以基本上不喝牛奶。」

我告訴他：「喝牛奶是最好的補鈣方法，芝麻、蝦皮、海帶等食物含鈣量也較多。另外鈣充足也不一定就不患骨質疏鬆，人體中要有一定的維生素D才能使吸收的鈣質沉積在骨頭上。現在的年輕人在室內活動多，缺乏戶外運動的機會，而多曬日光是獲取維生素D的簡易方法。維生素D的活性不高，必須經肝臟及腎臟的酶轉換之後作為一種激素重新進入循環，調節鈣和磷的吸收，促進骨骼的生長和重構，所以肝臟、腎臟有問題的人也會出現骨質疏鬆。現在中青年出現缺鈣的主要原因一個是缺乏戶外運動，膽固醇不能轉化為維生素D_3，另一個原因是不注意喝牛奶。」

朋友大呼：「我明白了，這兩條錯誤我都有，我不喝牛奶，出門開車，平時用電腦多，很少去鍛鍊。」

大多數人都不重視缺鈣的早期症狀和預防，當骨折了才發現補鈣很重要，這是不是太晚了？有些老年人甚至因為骨折加速了衰老。早期缺鈣有許多症狀表現，比如出虛汗、夜裡磨牙、全身骨頭疼等，我們都要注意早點發現這些徵兆，及時補鈣。

鈣缺乏的原因很多，主要有以下6種情況：

第一、鈣的攝入不足。不喝牛奶或奶製品，偏食。

第二、維生素D不足。足不出戶，曬不到太陽，或者攝入動物性食物中的維生素D不夠，另外就是該補維生素D的時候沒有去補。

第三、合作成員不對。鈣在代謝的過程中，以及在保持骨骼健康的過程中需要許多其他營養素的參與，比如蛋白質、維生素D、維生素A、鎂、磷、錳、矽、鐵，還有腸道微生物的參與，每一個成員都不可缺少。

第四、藥物影響。比如腎上腺皮質激素的影響。

第五、疾病影響。腎功能衰竭和肝功能衰竭時。

第六、補鈣方法不對。用無機鈣[1]代替有機鈣就是非常錯誤的做法。

一個人的血鈣低於正常水平時，說明人體的這種代償能力[2]已經基本失靈，很多症狀開始出現，腿抽筋、骨質疏鬆已經算是小事，很有可能患者已經出現心血管問題、血壓問題、過敏問題和嚴重失眠問題，所以我們要重視補鈣。

◆補鈣奶製品是首選

經常有患者拿著化驗單問我：「夏大夫，我這個化驗單上血鈣是正常的，怎麼還說我缺鈣呀？」

與骨骼鈣相比，游離鈣要重要得多，因為游離鈣不但與肌肉收縮、神經傳導、細胞的信息傳遞有關，還與心臟的收縮、心律有關。人的自我調節機制是當身體中某種營養素總量不夠時，要先供給重要器官用，相對不重要的器官組織只好被犧牲掉。於是缺鈣時首先是骨頭和牙齒做些犧牲，釋放出一些鈣，保證游離鈣的正常。

所以即使此時這個人血鈣檢查正常，也可以表現為骨質疏鬆或牙齒不夠堅固。

有人說：中國人都缺鈣。這句話不好聽，但是事實。中國人目前平均每日鈣攝入量為400毫克，只達到《中國居民膳食指南（2016）》中鈣攝入推薦量的一半。《中國居民膳食指南（2016）》中成人鈣攝入推薦量是800毫克／日，美國的推薦量是1200毫克／日。日本從「二戰」後就鼓勵喝牛奶，因而現在日本年輕人的身高高出老一輩很多。

鈣的最好來源是奶和奶製品，奶中不但鈣含量豐富，而且吸收率也很高，具體包括牛奶、羊奶、驢奶、優酪乳、奶酪、奶片，等等。每天最好喝300毫升牛奶。如果能夠吃奶酪就更好了，因為在所有的奶製品中奶酪含鈣量最高，同時也好消化。

不能耐受奶製品的人怎麼辦呢？還有一些食物含鈣較高，要注意經常攝取，包括芝麻、芝麻醬、蝦皮、海藻類（海帶、紫菜、裙帶菜）、大杏仁、綠花椰、豆類、瓜子，等等。

需要注意的是動物類食品中的鈣比植物類食品中的鈣吸收率高。

雖然我總是苦口婆心地給患者們說要多補鈣，可實際操作中還是出現了各種各樣的問題。對此，我把這些問題做一個總結，希望給廣大讀者一個借鑒。

很多人說補鈣效果不好，你看看你的情況，是否屬於下述其中一項？

第一、年齡。

嬰兒對鈣的吸收率超過50％，兒童約為40％，成年人僅20％左右。所以大人和孩子喝同等量的牛奶，大人實際上只吸收了孩子的一半。因此，補鈣也是有窗口期的。

[1]無機鈣主要有碳酸鈣、氯化鈣、磷酸鈣等，不含蛋白質和營養元素，容易受重金屬污染，與人體細胞缺乏親和力，不容易被人體吸收。

[2]代償能力：當人體某個器官或組織發生病變時，由原器官的健全部分或其他器官來代替補償它的功能。

第二、某些蔬菜會影響鈣的吸收。

比如菠菜、莧菜、竹筍和蔥中的草酸可在腸腔內與鈣結合成不溶解的鈣鹽，經腸道排出體外，但這件事可別理解錯了，這是好事也是壞事。

經常有人問我，聽說吃小蔥拌豆腐會得腎結石。其實這個認知是錯誤的。豆腐中的鈣與草酸會在胃腸道裡結合，之後從腸道排出，鈣吸收雖然少了，但是也減少了得腎結石的機會。

第三、脂肪。

脂肪應該在空腸吸收，但是當脂肪酶不足時，一些脂肪不被消化就會形成脂肪瀉，這些脂肪會與鈣結合排出體外，影響鈣的吸收。

第四、藥物。

如抗酸藥、四環素、肝素會影響鈣的吸收。

第五、激素。

例如，維生素D、甲狀旁腺素、降鈣素和鈣調素等都會影響鈣的吸收。

如果你屬於上述幾種情況的一種，並且對自己的補鈣效果不滿意，那麼現在你就明白了。事實上，補鈣效果不好並不是因為食物中鈣的含量不夠，而是跟自身的吸收能力有關，跟一塊兒攝入的其他食物或者藥物有關。

鎂平衡：馬拉松一族最容易出現鎂流失

成人體內含鎂20～30克，其中60%以上的鎂集中在骨骼和牙齒中，25%分佈在肌肉組織中，細胞外液中的鎂僅占1%。

◆鎂是生命活動的激活劑

鎂在人體的生命活動中扮演著十分重要的角色。人之所以活著，全靠人體內一系列複雜的生物化學反應維持著生命活動，而催化這些生化反應需要上千種酶（生物催化劑）。國外科學家研究發現，鎂可激活325個酶系統，因此把鎂稱為生命活動的激活劑是當之無愧的。

鎂，主要濃集於線粒體中，線粒體通過消耗鎂來促進能量的產生。什麼器官需要能量最多？心臟啊，心臟24小時不停地收縮，還有肌肉也需要很多能量。由此可見，鎂對生命有多麼重要。

細胞外液中的鎂雖然只占體內鎂總量的1%，卻與鈣、鉀、鈉離子共同維持著神經肌肉的興奮性，維持心肌的正常結構和功能以及心臟活動的正常節律。

另外，通過吸收食物中的鎂與鈣，我們合成了自己的骨骼和牙齒。

當然，鎂也是要排泄的，以從尿液中排出為主，腸道和汗液排出為輔。

◆鎂缺乏的表現：神經系統和心肌會「報警」

早期缺鎂常表現為胃腸道的症狀，比如厭食、噁心、嘔吐等。鎂缺乏加重時會出現相應的神經症狀，比如記憶力減退、精神緊張、易激動、神志不清、煩躁不安、手足徐動等症狀。嚴重時，可能造成癲癇和心律失常發作。

長跑運動員或在悶熱潮濕的環境中體力活動過多的人會出大量的汗，大量的鎂隨汗液排出，容易引起缺鎂，引發上述症狀。這些人要格外注意鎂的補充。

看到這裡，你肯定會問了，缺了鎂到底怎麼補回來？

◆鎂藏在新鮮綠葉菜和海產品中

含鎂多的食物多為植物性食物，特別是新鮮的綠葉蔬菜。但是由於新鮮綠葉蔬菜中還含有草酸、植酸等物質，這些物質會阻止鎂的吸收，所以想補鎂，在吃綠葉蔬菜時最好用開水焯一下。

堅果、粗糧和豆類也不錯，海產品中的鎂不僅含量高，而且容易吸收，所以大家可以多吃一些海帶、紫菜和裙帶菜。

蛋白質類也要多吃，因為多攝食蛋白質所分解的氨基酸有利於鎂的吸收，臨床上愛吃蛋白質和乳類製品的人就常常不缺鎂。

另外，對正常人來說，由於腎的調節作用，食物中的鎂攝入過多一般不會發生鎂中毒。但當 個患者腎功能不全，又需要服用大劑量的藥物性鎂時，就容易發生鎂中毒。

由於鎂與鈣、鉀、鈉離子共同維持著神經肌肉的興奮性，所以如果患者出現肌肉抽搐，就是咱們平時所說的「抽筋」，我們腦海中要反應的是「一定缺鈣，還有可能缺鎂」。所以一來一定要補充鈣，二來看看補鈣效果；如果補鈣效果不好，還要關注是不是缺鎂。

鐵平衡：水果是最好的補鐵伴侶

人體中鐵總量為4～5克，包括功能性鐵和儲存鐵。

功能性鐵就是身體內正在用的鐵，包括血紅蛋白（占鐵總量的60%～75%）、肌紅蛋白（占鐵總量的3%～5%）和各種含鐵酶類（占鐵總量的1%）中的鐵。它們的功能不同，血紅蛋白在血液中運輸氧氣，肌紅蛋白在肌肉中運輸和儲存氧氣，各種酶參與體內的生化反應。

除了這些正在用的鐵，還有近25%的鐵在肝、脾和骨髓中以鐵蛋白和含鐵血黃素的形式存在。儲存鐵大多數情況下在「倉庫」中基本上不用，所以我們在此就只講功能性鐵的作用。

◆沒有氧則窒息，沒有鐵則缺氧

第一、功能性鐵參與血紅蛋白（紅細胞內）、肌紅蛋白（肌肉內）的形成。

我們都知道紅細胞的主要作用就是運輸氧，供給全身各處使用。所以，有了鐵我們才能利用氧。有了氧，三大產能營養素才能燃燒產生能量，維持生命的基本運轉。「沒有氧則窒息，沒有鐵則缺氧。」

第二、功能性鐵參與人體很多酶的組成，尤其是氧化呼吸酶類，而酶決定著化學反應的進程。所以，從這個層面來說，鐵決定著人體的代謝速度。

第三、鐵還影響蛋白質和脫氧核糖核酸的合成。脫氧核糖核酸其實就是眾所周知的DNA——細胞的遺傳物質。若因為缺鐵導致遺傳物質合成不足，則肝臟的發育會減慢，肝細胞及其他細胞內的線粒體與微粒體發生異常，影響生長期孩子的身高發育，嚴重者會導致貧血。

第四、鐵和免疫功能也息息相關。實驗表明，缺鐵時，中性粒細胞的殺菌能力降低，淋巴細胞的作用受損，在補充鐵後免疫功能可以得到改善。所以，凡是貧血的人，感冒、發燒會經常發生。

◆鐵缺乏的典型性表現：貧血

缺鐵的臨床症狀很多，最常見的是貧血。

貧血的發生是隱伏的，進展緩慢，患者常能很好地適應，並能繼續從事工作，不易察覺。但在日常生活中還是會有一些不適，表現出來的症狀有頭暈、頭痛、乏力、易倦、心悸，活動後氣短、眼花、耳鳴等。

還有一些特殊表現會被忽視：口角炎、舌乳突萎縮、舌炎，嚴重的缺鐵可有匙狀指甲（反甲）、食欲減退、噁心及便秘等。

若是兒童缺鐵，則常出現生長發育遲緩或行為異常的情況，表現為煩躁、易怒、上課注意力不集中及學習成績下降。還有一種比較極端的異食癖，是缺鐵的特殊表現，但目前其發生的機制仍然不是很清楚。患者常控制不住地拼命進食一種「食物」，如冰塊、黏土、澱粉等。經鐵劑治療後，症狀可消失。

缺鐵不易被察覺，但其實有很多身體特徵會提醒我們，如皮膚黏膜蒼白，毛髮乾枯，口唇角化，指甲扁平、失光澤、易碎裂，約18%的患者有反甲，約10%的患者脾臟輕度腫大。

有一次，一個女患者因為睡眠不好和消化不良來看病。

她48歲，看著卻像是38歲，她化妝很濃，加上皮膚護理得很好，完全猜不到年齡。

我們營養科大夫看患者有個習慣，不僅看臉，還要看全身，從頭看到腳。

她很瘦，BMI為17.5，穿著很漂亮。但是再看看她的胳膊和腿，問題就顯現出來了。她四肢皮膚蒼白、乾枯，指甲薄薄的，向上翹著。

她說這些年睡眠非常不好，即便是睡著了也睡得很淺，還愛做噩夢。沒有食欲，經常反酸噯氣，腹部脹痛，做了胃鏡診斷為萎縮性胃炎。她非常容易感冒，每一次患感冒總要兩周才能好。她的血壓比較低，90／60毫米汞柱，血糖正常，血脂也正常。

她把這些年的檢查單子放在我面前，厚厚的一遝，然後一轉身又從一個大塑料袋裡拿出一堆片子，有頭顱核磁、心臟片子，還有胸片。

我問她為什麼做這麼多檢查，她說：「我心慌，懷疑是心臟問題，去心內科，醫生說沒大事。我不明白什麼叫沒大事，有大事不就麻煩了嗎？我讓他們給我做最好的檢查，也沒查出問題。後來我又去了神經內科，做了核磁，說有點問題。我是不是供血不足呀？」

患者的焦慮我們做醫生的非常理解，即便是所有的檢查都沒發現問題，她也一定會因為身體不舒服，忍不住心神不定、疑神疑鬼。再看頭顱核磁報告單，寫的是「大腦白質區白質脫髓鞘」，這和供血不足沒有任何關係。我想，她一定經常頭暈。

果然她說：「我一站起來就頭暈，眼前有些發黑，平時雙耳還嗡嗡作響。」

生化單沒什麼問題，但是血常規化驗單中有好幾項上上下下的箭頭。淋巴細胞比值很低，說明此患者平時的免疫力很低；血色素只有8．9克，診斷結果很清楚，是營養不良伴有貧血。

我詢問她的飲食習慣。她說：「我隔一天吃一個雞蛋，比較注意吃魚，不是說四條腿的肉不好嗎？我只吃魚和蝦，紅肉是不吃的。我不喜歡喝牛奶，每天早上喝一杯豆漿，還有五穀雜糧和豆類。」

我再問她：「你現在還有月經嗎？」

她皺著眉頭說：「多，而且一個月兩次，可煩人了。」

我明白了，她是出血多並且不吃紅肉，導致身體缺乏蛋白質和卟啉鐵。

我問她之前是怎麼治療貧血的。她說：「我知道我貧血，去過內科，醫生給的補鐵藥吃了後胃疼，就不吃了。由於我總反酸，醫生又給我開了法莫替丁。我平時很注意多吃菠菜，大家都說菠菜裡鐵多。」

聽到這裡，我們可以總結一下了，這個患者有以下認識誤區：

第一、魚、蝦裡只有很少的鐵，所以總是吃海鮮不吃紅肉的人容易出現缺鐵性貧血。而每100克牛肉含鐵3.2毫克，每100克雞肉含鐵1.4毫克，每100克魚肉含鐵0.8毫克，這說明什麼？牛肉含鐵量是魚肉的4倍，所以要補鐵就要多吃牛肉，而不是像這位患者一樣不吃紅肉。

第二、法莫替丁這類抑酸藥會抑制鐵的吸收，所以缺鐵的患者要注意避免服用這類藥。

第三、雞蛋的鐵含量比較低，不足以滿足患者的需求。因為受到草酸和植酸的影響，植物中的鐵吸收率也很低。

我把這些誤區一個個講解給患者，讓她重新調整飲食習慣，尤其是由於長時期缺氧、缺乏大腦必需的營養素，大腦裡的髓鞘已經開始脫失，這一點尤為緊迫。這位患者這麼年輕，大腦營養素的缺乏極其明顯，一定要把飲食調整過來，才能把吃出來的病吃回去。

◆補鐵多吃動物肝臟、全血、肉魚禽

那麼，怎樣補鐵才能更好地吸收？怎樣補充效率更高呢？

血紅素鐵的吸收率比較高。此種類型的鐵既不受植酸等抑制因素的影響，也不受維生素C等促進因素的影響，所以我們會建議貧血的患者首先選擇補充血紅素鐵。血紅素鐵存在於紅細胞和紅色的肌肉中，也就是各類血製品，比如鴨血、血豆腐，以及紅肉和肝臟。

有一次，我和幾個年輕人一起吃飯。其中有一個20多歲的女孩子，長得很漂亮，但我覺得她面色比較蒼白。我一開始並沒有說出我的感覺，只是觀察她吃飯的情況。

她一邊吃飯一邊說：「我喜歡吃蔬菜，吃魚，不喜歡吃肉，尤其是豬肉、羊肉都不喜歡，雞肉偶爾吃一點兒。」

我說：「如果不吃紅肉會很容易貧血，而且容易出現怕冷、頭暈、心悸等症狀。」

她眨眨眼看著我：「夏老師，您說得真準。我就貧血，而且怕冷、頭暈、心悸我都有，爬一層樓都會喘。」

我告訴她：「以後還會影響智力，因為腦細胞最怕缺氧。」

這個姑娘「啊」了一聲，立即伸出筷子去夾牛肉，可愛極了。

鐵離子必須與蛋白質等有機物結合才能被吸收，而蛋白質普遍存在於肉、蛋、奶等葷腥中，所以吃素的人很容易貧血。

許多人在吃菠菜時很糾結，一方面說菠菜裡有草酸、植酸，影響鈣的吸收；另一方面又說菠菜含鐵多，要多吃補鐵。實際上，菠菜中的鐵不太容易被吸收利用，為什麼？因為植物中的鐵是非血紅素鐵，菠菜中的植酸、草酸、鞣酸等可與非血紅素鐵形成不溶性的鐵鹽而阻止鐵的吸收，所以植物中的鐵吸收利用率比較低。

人也是動物，從動物中獲得的營養素對人類來講吸收率和利用率都會比較高。我們經常提到的「024」是什麼意思呢？「0」就是沒有腿的魚要多吃，「2」就是雞鴨這樣的禽類排第二位吃，「4」最後才選擇四條腿的豬、牛、羊，但是希望以後大家可以做到將紅肉和魚肉的攝入比例調整為1：1，對貧血的人來講紅肉甚至要更多些。

說了這麼多，臨床上還是有很多患者說補鐵的效果不好。我想了想，可能是下面的幾點因素造成的：藥物、胃酸和維生素。

鹼性藥物可使非血紅素鐵形成難溶的氫氧化鐵，阻礙鐵的吸收。比如一些人有反酸症狀時常常服用碳酸氫鈉或者抑酸藥，升高胃酸的 pH 值，讓胃裡不那麼酸的同時也阻礙了鐵的吸收，這樣容易引起缺鐵性貧血。

維生素C與鐵同吃也會促進鐵的吸收，它是鐵吸收的助力劑。所以補鐵的人還要看看自己平時吃水果了嗎？維生素B群有沒有補充？

希望大家能避開影響鐵吸收的因素，多攝入促進鐵吸收的營養素，做到平衡膳食不缺鐵。

鋅平衡：每日攝取量不要超過15毫克

成人體內含鋅2～2．5克，主要分佈於肌肉、骨骼、皮膚、眼組織的視網膜及脈絡膜、前列腺以及精液中。

◆鋅對成長發育極其重要

鋅的作用非常重要，很多朋友尤其是兒童家長會比較熟悉，因為它能促進生長發育和組織再生，利於傷口癒合，對毛髮、指甲及口腔黏膜等多處部位有修補作用，並且可以調節基因表現，維持味覺功能與促進食欲，促進胰島素的正常分泌，支持增強大腦記憶系統，影響體內維生素A的代謝，參與機體的免疫功能，還是酵素的重要組成成分。

人體內的鋅主要從腸道、泌尿系統和汗腺排出。

◆鋅的缺乏症狀：發育遲緩、食欲不振等

鋅缺乏的表現有很多，如生長發育遲緩、食欲不振、味覺減退甚至異食癖（吃一些很怪的東西，比如吃土、吃牆皮）等，還有性成熟推遲、第二性徵發育不全、性機能低下。不僅如此，如果人體缺乏鋅元素，創傷則不易癒合，免疫功能也會降低，易於感染。如果孕婦缺鋅，還會導致胎兒畸形。另外，胰島素功能減退也與鋅元素缺乏有關。

◆補鋅首選牡蠣

鋅主要存在於動物性食物中，含量最高的是牡蠣，其次是動物內臟，再者是牛、豬、羊肉，蛋類也不錯，豆類、糧食、蔬菜、水果中鋅含量則很低。

動物性食物中鋅不僅含量高，而且吸收率也比植物性食品高，如肉類中鋅的吸收率高達30％～40％，而植物性食物中的鋅的吸收率一般只有10％～20％。

鋅是微量元素，人體每天的需求量不到15毫克。有的人以為鋅攝入越多越好，大家千萬別忘了，鋅是由腎和汗腺排出的，如果吃太多補鋅的保健品，鋅會在腎臟沉積，造成腎損傷。所以經常吃一些動物性食品，尤其牡蠣之類的海產品，不會缺鋅而且也不易過量，不會造成身體負擔。

鋅的吸收會受到很多因素的影響，膳食因素中的植酸、膳食纖維以及過多的銅、鎘、鈣

和亞鐵離子等會妨礙鋅的吸收，而維生素D、檸檬酸鹽等則有利於鋅的吸收。

碘平衡：缺乏和過量都致病

成人體內含碘20～50毫克，其中50%分佈在肌肉，20%分佈在甲狀腺，10%分佈在皮膚，6%分佈在骨骼，其餘存在於其他內分泌腺及中樞神經系統。血液中的碘主要為蛋白結合碘（PBI），含量為40～80微克／升。

◆碘是甲狀腺素的重要原料

碘是大家非常熟悉的一種微量元素，它在體內主要參與甲狀腺素的合成。甲狀腺素的生理功能是維持和調節機體的代謝，促進生長發育。它能促進生物氧化，協調氧化磷酸化過程，調節能量的轉化，並且對蛋白質、碳水化合物、脂肪的代謝以及水鹽代謝都有重要影響。

飲食中的碘多為無機碘化物，在胃腸道可被迅速吸收，隨血液流送至全身組織。甲狀腺攝碘能力最強，因此甲狀腺碘含量為血漿的25倍以上，可用於合成甲狀腺素（T_4）和三碘甲狀腺原氨酸（T_3），並與甲狀腺球蛋白結合而儲存。甲狀腺素被分解代謝後，部分碘被重新利用，其餘碘主要經腎臟排出體外。

◆碘失衡的症狀：甲狀腺腫

其他元素大多只會出現缺乏的症狀，而碘不同，缺乏和過量的人群都存在。

飲食中長期攝入不足或生理需求量增加，都可引起碘缺乏。缺碘會使甲狀腺素分泌不足，生物氧化過程受到抑制，基礎代謝率降低，並可引起甲狀腺代償性增生、肥大，出現甲狀腺腫，多見於青春期、妊娠期和哺乳期。

胎兒期和新生兒期缺碘還可引起呆小症，又稱克汀病。患兒表現為生長停滯、發育不全、智力低下、聾啞，形似侏儒。碘缺乏常具有地區性特點，稱為地方性甲狀腺腫。內陸山區的土壤和水中含碘較少，食物中碘的含量不高，屬於碘缺乏比較高發的地區。如果長期大量攝入含碘高的食物，以及攝入過量的碘劑，均可致高碘性甲狀腺腫。

◆海產品含碘最豐富

中國建議每日膳食中碘的供給量為成人150微克，孕婦和哺乳期女性200微克。含碘較多的食物是海產食物，如海帶、紫菜、海髮菜、貽貝、海參、干貝、海魚、海蝦、蚶等。

礦物質平衡小結

講了這麼多，大家可能覺得比較複雜，其實，礦物質的攝取方式大家簡單記住以下四點就可以了。

第一、礦物質因為必須來自外界，所以如果不注意攝入就很容易缺乏，需要重視。

第二、礦物質在人體中的含量不到5%，但是人體的幾乎所有重要功能它都會涉及，必須重視。

第三、食物與藥品中礦物質營養素的區別。從食物中攝取的礦物質一般不會中毒；而一些微量元素（也屬於礦物質），尤其是通過藥品來補充的，如果短時間內攝入過多易中毒，甚至成為潛在的致癌物質。微量元素指的就是占人體體重的0.01%以下且為人體所必需的一些元素，如鐵、矽、鋅、銅、碘、溴、硒、錳等。人體所需的微量元素大多能在食物中找到。一瓶補鐵的口服液其鐵元素含量不見得比一根雞腿的鐵含量多，而且雞肉中的鐵是血紅素鐵，很容易被人體吸收利用。所以，給孩子補充微量元素，家長要做的不是去藥店，而是平時多下廚房。

第四、注意食物中植物性與動物性礦物質的差別。礦物質既來自植物類食物，也來自動物類食物。相對來說，來自動物類食物中的礦物質更好吸收。

表 1　常量元素營養對照

類別	主要功能	需要量 / 日	推薦食品
鈣	構成骨骼、牙齒，與鎮靜神經、血液凝結、肌肉收縮舒張和腺體分泌激素有關	800 ～ 1000 毫克	乳製品、蔬菜、骨製品
磷	構成骨骼、牙齒，協助糖和脂肪的吸收與代謝，維持酸鹼平衡	700 毫克	穀類和含蛋白質豐富的食品
鎂	構成骨骼、牙齒，調節神經和肌肉活動，維持許多代謝酶的功能	350 毫克	綠色蔬菜、肉類、堅果、穀類
鉀	調節神經功能，維持酸鹼平衡，參與碳水化合物和蛋白質的代謝，參與胰島素分泌，降血壓	2000 毫克	豆類、水果、蔬菜、肉類
鈉	調節神經和肌肉活動，維持酸鹼平衡，維持血壓	1800 ～ 2200 毫克	食鹽、醬油、醃製食品
氯	調節酸鹼平衡，調節水分交換，參與胃酸形成	2800 ～ 3400 毫克	食物中廣泛存在

表2微量元素營養對照

類別	主要功能	需要量／日	推薦食品
鐵	維持正常生長發育和免疫功能、造血功能	15～20 毫克	肝臟、肉類、蛋黃、堅果、豆類
銅	促進血紅蛋白的形成，是很多酶類的重要組成成分	2 毫克	肝、魚、肉、堅果
硒	參與穀胱甘肽過氧化酶和心肌細胞線粒體的代謝	50 微克	穀類、肉類、海產品
碘	合成甲狀腺素（T_4）和三碘甲狀腺原氨酸（T_3）	0.15 毫克	海產品、乳製品、魚類
鋅	參與營養代謝，促進傷口癒合，促進正常的性成熟	11.5 毫克	初乳、肉類、魚、全穀類、蘋果
錳	增強肌肉、骨骼、神經和造血功能	3.5 毫克	綠色蔬菜、豆類、茶葉
氟	構成骨骼、牙齒	1.5 毫克	海產品、飲用水

注：相關數據均引自人民衛生出版社2004年出版的《中國營養科學全書》，需要量參照成人標準。

膳食纖維平衡：粗糧吃多了會營養不良

很多年前，人們對膳食纖維的認識還有偏頗，認為它是食物中最「沒營養」的成分。這些年隨著營養學的發展，人們越來越重視膳食纖維在平衡膳食中的作用。

膳食纖維是腸道菌群的最愛

蔬菜裡的維生素、礦物質和水在腸道被吸收，進入血液，餘下的是什麼？是膳食纖維。它穿過小腸，來到了大腸。這裡有許許多多的細菌開著歡迎大會，喜笑顏開，口水橫流，因為它是細菌的食物。

在腸道中能夠被細菌發酵分解的膳食纖維稱為可溶性膳食纖維，它們是腸道細菌的食物，可促進細菌的繁殖，增加糞便中的細菌數量。

還有一類膳食纖維不能被細菌發酵，穿腸而過，可以促進腸蠕動，加速糞便的排泄。

膳食纖維分為兩大類：

第一、可溶性膳食纖維。

它不是被人體直接消耗了，而是被腸道細菌吃了，轉化為細菌的能量，有助於腸道正常菌群的繁殖。這種可溶性膳食纖維包括膠質、樹脂、菊粉、低聚糖等，主要存在於水果、蔬菜、海帶、紫菜及豆類中。

第二、非可溶性膳食纖維。它不易被細菌發酵，包括纖維素、半纖維素、木質素、抗性澱粉等，主要存在於粗糧、豆類種子的外皮、植物的莖和葉中。

膳食纖維的四大功能說起來，會讓很多人眼前一亮，深受腸道菌群喜歡的它，功能實在是強大。

第一、有利於通便。

不可溶性膳食纖維可以加速腸道內容物的排泄。

第二、有利於減肥。

由於膳食纖維多的食物能量密度低，並且有飽腹感，因此適用於減肥。

第三、有利於預防結腸癌。

益生菌的增加具有保護腸道黏膜和滋養結腸的功效，並且可以抑制致病菌對結腸黏膜的傷害。當結腸細菌得不到可溶性膳食纖維時，會造成益生菌減少，結腸癌的發生率增加。

第四、有利於降低餐後血糖。

膳食纖維會減緩食物的吸收速度，有利於減緩血糖上升的速度，所以糖尿病人要多吃一些蔬菜、薯類這些含膳食纖維多的食物。

膳食纖維平衡失調的表現：肥胖、血糖高、便秘、營養不良

膳食纖維平衡失調表現為兩種情況：攝入過多和攝入不足。

攝入過多主要出現在減肥人群中。沒錯，是減肥，因為食用這樣的食物可以增加飽腹感。

許多人通過多攝入膳食纖維的方法瘦身，吃蔬菜和水果再加上各種膳食纖維。的確，這樣很快就會瘦下去，但是長期這樣會造成身體中其他重要營養素的缺乏。也就是說，如果只想著給細菌吃飯，卻忽略了自己身體細胞的需求，容易造成營養不良，嚴重者會因為缺乏人體必需的營養素而生病。

如果說攝入過多是刻意而為，攝入不足則和我們現在的飲食習慣相關，一不小心就會出現膳食纖維缺乏的情況。

現在人們吃細糧較多，肉類較以前也增加許多。一些人的日常飲食中糧食類只選擇米飯、饅頭，或者麵包、麵條，吃菜少，吃水果時還削皮，大大減少了對膳食纖維的攝入，非常容易出現腹脹、肥胖、血糖高、大便乾或者大便黏的症狀。

我曾經接診過一位患者，男性，32歲，體重為120千克。他血糖高，一直在打胰島素。在糖尿病和肥胖的治療中，膳食管理是第一位的，所以內分泌科醫生讓他到我們門診來諮詢。

我一問，發現他不喝酒，不吸煙，日常工作中體力活動不多，在家裡又沒有特意去鍛鍊。但是他的食欲極好，特別喜歡追求口味，一聽說哪裡有好吃的他就打車過去吃。

他偏愛吃各種糧食類食物，比如米飯一天能吃500克（1斤）。問及蔬菜，他說他可愛吃蔬菜了，比如馬鈴薯、黃瓜和番茄，每次在外面吃飯必點這三樣。他經常喝湯，說喝湯省事。

我算了一下，他一天的膳食纖維攝入不到10克（正常人一天要吃30克左右），這種飲食習慣很容易出現大便問題，應該會有便秘、腹脹的症狀。他的回答證實了這一點。他說：「大便這件事對我來說太難，太痛苦。如果不用藥，4～5天一次，所以我經常使用各種排便的藥。而且每次排便後，我要立即逃離我們家衛生間，因為那個味道我自己都受不了。」這一系列典型症狀都是膳食纖維缺乏導致的，應該怎麼辦呢？

膳食纖維攝入平衡靠重視水果和蔬菜

《中國居民膳食指南（2016）》要求中國成年人每天應攝入膳食纖維25～35克，而目前中國人平均攝入量僅為13．3克，嚴重不足，而且這種情況越來越緊迫。美國人在這方面問題更嚴重，平均每人每天膳食纖維攝入量只有4～6克，所以美國人結腸癌的發生率很高。

膳食纖維主要存在於蔬菜、水果中，精米、精麵中很少，肉、魚、奶中沒有。

蔬菜中膳食纖維的計算方式是指１００克新鮮蔬菜裡的膳食纖維含量。其中，瓜類、莖類蔬菜含水量高，膳食纖維含量並不高。比如１００克番茄中膳食纖維只有０．５克，如果一個番茄有２００克，那麼吃一個番茄只攝入了1克的膳食纖維。因此大家還是儘量選擇葉菜類和菇類蔬菜。

有一些屬於蔬菜但不是新鮮蔬菜的菜類，比如紫菜、海帶，計算膳食纖維的時候是在曬乾的狀態下去計算的，經過水泡發之後，其含量會大打折扣。

所以，我們每個人一天最好吃1斤蔬菜，其中葉菜最好占一半。

水果最好是連皮吃，這樣膳食纖維可以多攝入一些。主食應選擇全穀類、薯類、根莖類食物，少吃精米、精麵和精麵加工製品，比如麵包、蛋糕、餅乾等。

我在門診做了些調查，十有八九的人膳食纖維不足，吃蔬菜每天２５０克以上的人不到一半，大概有一半人做不到每天吃水果，就這一半吃水果的人，大部分還把水果皮削了。所以現在大便乾燥的人多，肥胖的人多，結腸癌發生率也高。

水平衡：不是每天8杯水那麼簡單

人的身體中60%左右都是水，細胞的新陳代謝、微循環中的物質交換都是在水溶液中進行的。在人體內，水還可以調節體溫，運送營養和氧氣，排出廢物和毒素，潤滑和保護組織器官。

水的攝入和代謝：3個入口，4個出口

一個人每日的攝水量總和約為2500毫升，來源有3個：

第一、飲水。包括各種各樣的水，比如白開水、礦泉水、飲料、茶水，大概有1200毫升。

第二、食物。比如蘿蔔、番茄等食物中都含有水分，米飯裡也含有水分。中國人喜歡喝湯和吃熱湯麵，還有喝粥，這些食物含水都很多，大約有1000毫升。

第三、物質代謝。葡萄糖在線粒體內產生能量的同時會產生水，這些水可以被人體再利用，大約為300毫升。

在標準室溫20℃左右，水的輸出總和同樣約為2500毫升，渠道有4個：

第一、腎臟。以尿液的形式排出，一天一般是1500毫升左右。

第二、呼吸。人呼吸的時候會從肺臟呼出一些水分，每天大約350毫升。

第三、皮膚。在室溫下，人一般一天會通過皮膚蒸發掉500毫升水分。夏天多，冬天少，運動量不同，蒸發的水分也不一樣，差異很大。

第四、大便。人每天通過大便排出150毫升水分，但是便秘和腹瀉的人差異很大。

運動中缺水很危險

當人體中缺水量達到體重的2％時，會感到口渴；到10％時，會煩躁無力，體溫升高，血壓下降；達到20％就會有生命危險。

有的人會問：「水喝多了，會不會中毒？」其實大家都有經驗，水喝多了會怎麼樣？往廁所跑唄。

只有在某些特殊疾病情況下，才要注意水的攝入。比如腎功能不全的人、心功能不好的人要注意水是否攝入過多，因為體內水多了會加重心、腎的負擔；而腦缺血、運動中出汗多的人，要注意水是否攝入過少，因為他們正是最需要水的人群。

有一位50多歲的男性，平時身體還好，血壓正常，血糖正常。他不吸煙，很少飲酒，吃飯小心謹慎，少油少鹽，平時一周散步兩三次，每次大約30分鐘，身材保持得還不錯。

有一年7月，他去南方出差，和幾位同事一起爬山。爭強好勝的他不肯落後，出了很多汗，氣喘吁吁，仍然保持在隊伍的前列。

當時為了趕時間，他雖然已經很渴，但依然不肯停下來喝水，想著到了山頂再喝水也不遲。

可就在離山頂還有300米的時候，他的左腿開始變得無力，緊接著左胳膊也抬不起來了。他感到頭暈目眩，被同事扶著坐到地上，隨後立即被抬到附近醫院，一檢查是腦血栓。

後來我看了他的CT和核磁片子，在右側大腦中動脈與前動脈分佈區的交界處（額頂部皮層）有個明顯的缺血灶。

這個部位是全身最高處，也就是說當時由於氣溫高、運動量大、出汗多，造成了他血容量不足，血管內壓力比較低，人體最高處處於缺血狀態。

一個正常人血管裡的血液有5升左右，其中將近一半是紅細胞、白細胞、血小板，剩下的是血漿。血漿中90%是水，如果缺水，血漿總量首先會減少，從而引起血容量減少和血液黏度增加。

試想一下，人體血管中，如果液體量減少，壓力減低，黏度增高，細小的血管肯定灌注不良。人運動時，如果血管中液體量少，壓力達不到頂部，黏度又高，大腦的兩個血管交界區是兩個大血管之間的小血管集中部位，就很容易發生缺血。

他問我是不是要輸液、是不是要吃活血藥，等等。

我告訴他，病因很清楚，只是缺水，以後不再出現類似缺水的情況就可以了。注意補水，補營養，經常運動，他就不會出現類似的症狀。

一天到底喝 8 杯水還是12 杯水

正常情況下，普通人每天應該飲水1200～1500毫升，但是天熱時要注意多喝水，排汗多或者運動較多的人也要多喝水。中國人喜歡喝粥、喝湯、吃熱湯麵，這樣能在飲食中攝入較多的水分，那麼單純從飲水中獲得的水可以相應減少。

怎麼判斷自己一天的飲水量是否合適呢？

主要觀察兩項指標：

一個是看自己渴不渴，渴了才喝水是不對的。飲水量合適的情況下，人是不應該感覺口渴的。

另一個是觀察尿液的顏色和排尿量。正常情況下尿液是淡黃色的，一天的排尿量是1500毫升左右，一般3～4小時排尿一次。如果半天不想上廁所，或者排出的尿液是深黃色的，那就說明飲水量不足了；反之，如果頻頻如廁，且尿液像水一樣清，那就喝得有些多了。

有一次，一位60歲的女性患者前來諮詢，問了許多問題，最後問到應該喝多少水時，特意問我每天喝8杯水到底夠不夠？使用什麼樣的杯子喝？多長時間喝一次？她問得這麼仔細，可見對自己的健康非常在意。可是到底是8杯水還是12杯水，這是因人而異的，沒有放之四海而皆準的標準。

我的回答很簡單：看自己的口渴感覺，看自己尿的顏色和排尿頻率。

七大營養素平衡小結：學會聽懂身體的語言

人類每一天身體的輸出都是按照基因賦予我們的任務去執行，包括四個方面：能量輸出、新陳代謝、修復自身結構和免疫防衛。

也有一些需要額外消耗的事情，比如吸煙的人身體中自由基過多，要多補充抗氧化劑去對抗自由基。最常見的抗氧化劑是維生素A、C、E，所以吸煙的人攝入維生素A、C、E要比一般人多一些。但是我們往往看到很多吸煙的人特別不喜歡吃水果，於是，身體內自由基多，對身體的傷害大，得病的概率就高。

一個人每天的生命原料輸入只有一個渠道，就是吃，通過每一餐攝取大自然的營養素來滿足自己身體輸出的需求。

睡眠是讓身體放鬆，給自身身體一個用營養素來修復的時間。

人的身體狀況平衡可分為兩種：高平衡和低平衡。

運動多，思考多，不挑食，葷素通吃，能夠保持標準的體重和旺盛的工作精力，這叫高平衡。

不愛運動，也不愛動腦子，吃飯時每樣都吃一點，也是葷素通吃，體重正常，化驗正常，但是這個人的動作總像是慢半拍，有點與世無爭的樣子，這叫低平衡。

身體狀況不平衡也有兩種：出大於入和入大於出。

出大於入，即消耗＞攝入：

- 在能量方面消耗＞攝入，這個人會比較瘦。
- 在營養素方面消耗＞攝入，長此以往，體內的營養素虧空，各種疾病也會隨之而來。

入大於出，即攝入＞消耗：

- 在能量方面攝入＞消耗，身材肯定會發胖。
- 在營養素方面攝入＞消耗，這就要看是哪種營養素了，攝入方式，攝入時間的長短等不同，症狀的表現形式也會不一樣。

經常有患者問我：「我現在不吃肥肉，瘦肉也吃得不多，炒菜的油也比較控制，您剛才說我現在的症狀是吃肉太少了。我想問，如果吃肉多了，不是也不好嗎？」

這還用說嗎？吃什麼多了都不好！

患者接著問：「我肉吃多了，怕吸收不了，怎麼辦？」這才問到關鍵點上了。

於是，我反問患者：「如果這頓飯吃肉多了，你有什麼感覺？」

「吃不下了。」

是呀，吃不下了，這是人與生俱來的自我調節能力。孩子一出生就有這個自主反射能力，吃奶吃飽了，孩子就會立即停止吃奶，安安靜靜地去睡覺。

很多人之所以有這個顧慮，一個重要的原因是不知道人體有非常精準的自我調整能力：當肉吃多了，吃不下的時候，是因為胃裡的胃蛋白酶已經飽和，不能再分解蛋白質；腸道的脂肪酶和膽汁飽和，不能再分解脂肪。此時你的感覺是今天吃頂了，於是後面幾天自然會多吃蔬菜、水果和糧食。又過了幾天，胃腸道產生了新的蛋白酶和脂肪酶，又想吃肉了，於是就可以繼續吃肉類，這樣身體才能一直保持總平衡。

學會傾聽自己身體的語言特別重要。如果一個孩子喊著要吃肉、要吃雞蛋，吃得比大人多，而且消化得了，還不積食，人也不胖，說明這段時間他的需求量大，他的消化酶也足夠。

夏天，大家都特別想吃西瓜，為什麼？因為身體在說：「我需要。」

夏天吃羊肉、牛肉少，也是身體在說：「我消化不了，冬天再吃吧。」

許多人不敢吃這個，不敢吃那個，不是不想吃，是不敢吃，是主觀意識控制了人體的自主反射，卻忘記了身體擁有自己的智慧。

腸道黏膜有個特殊功能，叫作營養素的調節功能。腸道黏膜鋪展開來面積可達200～400平方米，專門負責篩選可以吸收的營養素。同時它還能自己判斷血液裡缺哪種營養素，缺得多的就多吸收，缺得少的就少吸收，因此各種營養素在不同人、不同時期之間的吸收率能相差很多倍。

還有一些信號會告訴我們吃多了：血糖高了，說明碳水化合物吃多了；尿酸高了，說明含嘌呤的食物吃多了；血壓高可就不一定，它的影響因素太多了。

那我們究竟如何平衡膳食呢？讓我們進入下一章，從給健康人群準備的膳食指南開始，一起探討如何吃對少生病。

PART / 03

中國式平衡膳食

全世界平衡膳食標杆——地中海式飲食

七大營養素存在於我們的日常食物中，但要想在一日三餐中保證營養素全面平衡非常不容易，需要有科學有效的方法。

多年來，世界上很多國家致力於通過飲食來預防疾病，各國的營養工作者根據自己國家的飲食特點不斷更新飲食指導，最終研究發現生活在歐洲地中海沿岸的意大利、西班牙、希臘、摩洛哥等國居民心臟病發病率很低，普遍壽命長，且很少患有糖尿病、高膽固醇等現代病，是世界上長壽地區之一。經過大量調查分析，謎底逐漸被揭開，分析發現這個現象與該地區的飲食結構——「地中海式飲食」有關，因此地中海式飲食成了全世界各個國家居民追捧的對象和學習的榜樣。

研究發現，地中海式飲食可以減少患心臟病的風險。還可以保護大腦血管免受損傷，降低發生中風和記憶力減退的風險。現在人們常用「地中海式飲食」代指有利於健康，簡單、清淡以及富含營養的飲食。

各國在制定膳食指南之前會對中國的健康問題進行研究，然後指明一個健康的方向。美國根據自己國家人們飲食中存在高脂肪攝入、低膳食纖維、低微營養素的問題，建議向地中海式飲食看齊，因此提出了降低飽和脂肪酸、減少四條腿的肉類、增加沒有腿的魚類、增加蔬菜和水果等建議。

很多人以為地中海式飲食不就是增加了橄欖油嗎？實際上，它的內容很豐富。1990年，世界衛生組織（WHO）提倡「地中海式飲食」，地中海式飲食最重要的特點是——既簡單清淡，又富含營養。它的食物構成如下：

第一、糧食類。以五穀雜糧為主，包括各種全麥、玉米、馬鈴薯、豆類、薯類、根莖類。雖然意大利人也吃麵食，比如大家熟知的意大利麵，但是在地中海地區人們的典型食譜中，麵條通常只是前菜和頭盤，並不當作主食吃，三明治吃得也很少。

第二、蔬菜類。吃新鮮的蔬菜，很少加工。比如番茄、洋蔥、柿子椒等。

第三、水果類。各種新鮮水果，如檸檬、葡萄、藍莓等。

第四、蛋白質類。

- 當地魚類資源豐富，以前當地人用魚類充饑，現在仍保留了這個傳統。
- 地中海海域盛產沙丁魚，沙丁魚肉中含有豐富的ω-3脂肪酸。
- 每週吃一些畜禽肉類，以瘦肉為主，多採用烤肉的方法。
- 每天會有雞蛋，地中海地區居民烹調雞蛋的主要方式是用於烘烤食品中。
- 牛奶及其製品：每日食用適量優酪乳或奶酪也是地中海膳食的一個特點。

第五、油類。地中海式飲食中的油類總的來說比較多，包括橄欖油、堅果中的油、魚類體內的油和畜禽類肉類中的油，占膳食總能量的35%。其中飽和脂肪酸為7%～8%，以單元不飽和脂肪酸和多元不飽和脂肪酸為主。當地居民普遍有生吃橄欖的習慣，並用橄欖油作為食用油來烹飪、烘烤食品和調拌沙拉。

地中海式飲食的其他特點：

- 食物加工比較簡單，這樣可以儘量保存食物中的營養成分。
- 適量飲用紅酒。
- 添加大量多樣的植物香料是地中海美食的一大特色。比如當地人用大蒜較多。
- 除平衡的膳食結構之外，地中海式飲食還強調適量、平衡的原則，健康的生活方式，樂觀的生活態度，同時每天堅持運動。
- 一起進餐：地中海人非常重視親情友情，喜歡全家人及朋友們一起進餐。

地中海式飲食現在不僅是美國人飲食的指導方向，也應成為中國人的學習典範。

人人都該懂點兒《中國居民膳食指南》

中國自成立以來，一共發佈了3次膳食指南，呈遞階性，一段時間的問題解決了，又會根據新的問題繼續調整。國家衛計委和中國營養學會於1997年、2007年和2016年分別發佈了三版膳食指南。他們每一次頒佈前都要花大量的人力、物力調查全中國人民的飲食變化，發現營養方面的問題，找到解決問題的辦法，提出近一段時間的膳食指導意見。

1997—2016年版本：從強調食物種類到重視食物結構

1997年以前，由於當時中國居民的經濟狀況普遍處於溫飽階段，飲食以粗茶淡飯為主，人們需要健康飲食方向的指導。因此《中國居民膳食指南（1997）》首先要保證糧食的供應（每人每天300～500克），同時明確將食物分成五大層，每一層所代表的營養素不一樣，儘量每一層都吃到，保證食物多樣。

主食以穀類為主，多吃蔬菜、水果和薯類，常吃奶類、豆類及其製品，經常吃適量的魚、禽、蛋、瘦肉，保證蛋白質的供應。此外，建議食量應與體力活動平衡，保持適宜體重，且清淡少鹽，飲酒限量，食物要保持衛生清潔，防止變質。

中國居民膳食指南及平衡膳食寶塔（1997）

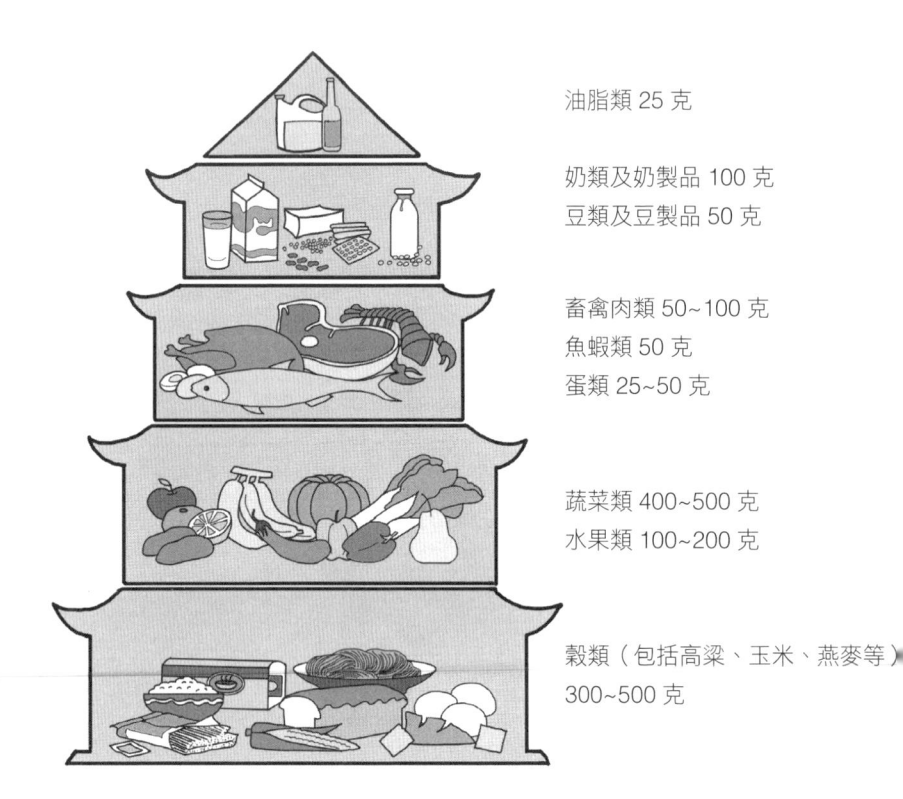

中國營養學會 1997

中國居民平衡膳食寶塔（2007）

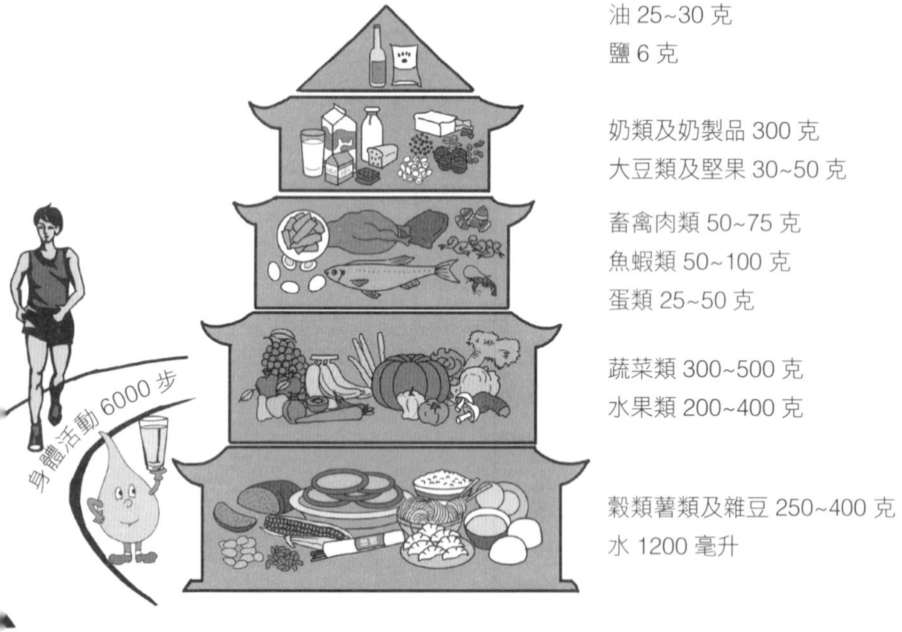

中國營養學會 2007

1997—2007年，這個階段人們生活條件開始有所好轉，許多人開始吃西方食品，麵包等精米精麵製品開始增多，但人的運動量卻越來越少，各種各樣的飲料充斥市場……調查結果顯示，在人們的飲食中蛋白質缺乏仍然存在，維生素A、鐵和鈣的缺乏非常普遍。因此《中國居民膳食指南（2007）》在1997年的基礎上修改了一些內容，比如：糧食總量有所減少，並鼓勵吃些粗糧；牛奶攝入量建議大家增加到300克；肉類和魚蝦類的總量基本沒變，但是希望大家增加一些魚蝦類；水果的建議攝入量也比1997年增加了一倍。1997年以前人們的運動量比較大，而這之後人們的生活條件越來越便利，高血壓問題成為主要的健康問題，因此在《中國居民膳食指南（2007）》裡增加了每日食鹽量不要超過6克，並且提出來需要增加運動量，要每日步行6000步，做到吃動平衡。

2007—2016年，這10年人們的生活方式變得更加方便快捷，糖尿病、高血壓等慢病成為非常嚴重的健康問題，更多研究資料顯示，工業化加工食品對人體健康產生了嚴重的副作用。同時，蛋白質、維生素A、鐵、鈣的普遍缺乏仍然存在，營養不平衡成為普遍現象。大家在享受各種美味食品時，往往忘記了食物多樣化以及正確的膳食結構給健康帶來的益處，所以，這一版的膳食指南除了寶塔外，還增加了膳食餐盤，提醒人們重視食物結構。

這一版的膳食餐盤建議，每個人每一餐中的穀薯類占總重量的26%～28%，蔬菜類占

34%～36%，蛋白質類（魚、肉、蛋、豆）占13%～17%，水果類占20%～25%。同一類中的不同食物是可以互換的，比如蔬菜類可以是菠菜、柿子椒、番茄等，蛋白質類可以是牛肉、魚肉、雞蛋等，穀薯類可以是米飯、馬鈴薯、山藥、老玉米等。此外，每一天要喝一杯300克的牛奶，奶製品作為加餐可以不算在正餐中。

下面，我為大家重點分析一下2016版居民膳食指南的內容。

中國居民平衡膳食寶塔（2016）

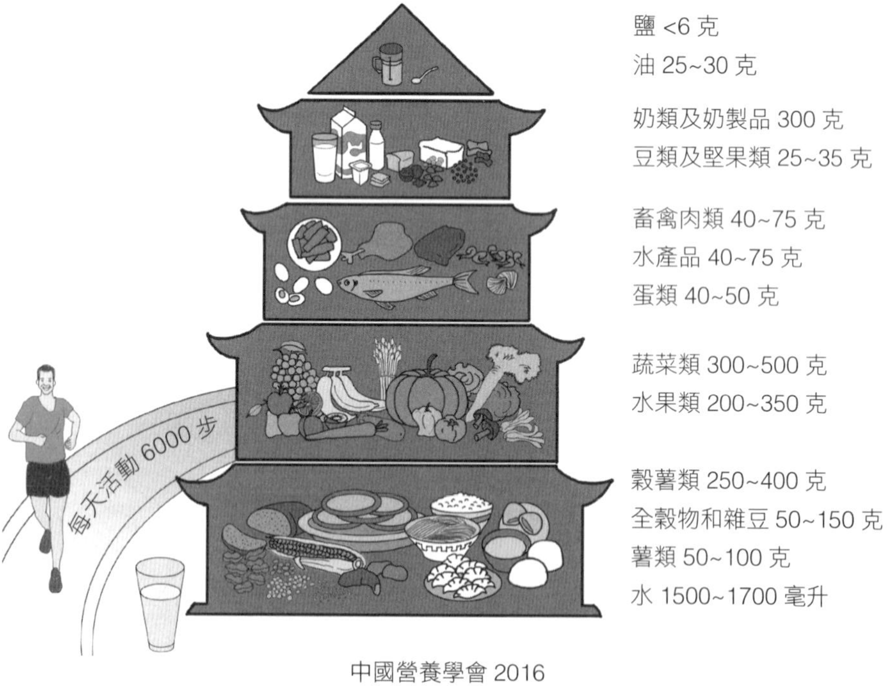

中國營養學會 2016

2016版本中關於平衡膳食特徵的定義：多樣化，以穀類為主

各版本《中國居民膳食指南》的第一條都是講要在食物多樣化的基礎上以穀物為主，2016版的具體要求有以下四點：

- 食物多樣、穀類為主是平衡膳食模式的重要特徵；
- 每天的膳食應包括穀薯類、蔬菜水果類、畜禽魚蛋奶類、大豆堅果類等食物；
- 平均每天攝入12種以上的食物，每週攝入25種以上的食物；
- 每天攝入穀薯類食物250～400克，其中全穀物和雜豆類50～150克，薯類50～100克。

大家可以看到，膳食指南對於食物的種類和數量都做了明確的限定，強調的是每

中國居民平衡膳食餐盤（2016）

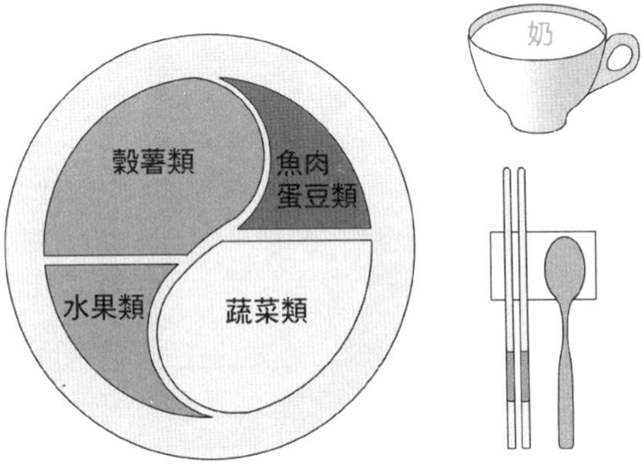

一天要包括這麼多種食物，不能圖簡單，少一類或者兩類，強調食物種類越多越好。需要注意的是，這是指的食物種類，不是膳食品種。比如說山西人吃麵，用麵做了烙餅，又做了麵條，然後又做了饅頭，看著是三種食物，實際上是同一種食物，提供同一種營養素。

有人看到指南建議每天攝入穀薯類食物250～400克會有些納悶：為什麼數值的跨度這麼大？這是因為中國人有體力勞動者，有腦力勞動者，有小個子，也有大個子，大家所需的量其實不一樣。腦力勞動者和小個子的人最好選擇低值，體力勞動者和高個子的可以選擇高值。

一個人一天吃的穀類應該一半是細糧，一半是粗糧。其中粗糧這部分薯類占一半，其他粗糧占一半。照此推算，一個從事腦力勞動的人，如果沒有額外運動的話，建議一天的細糧不要超過150克。

2016版本對蔬果、奶製品和豆製品的要求：多吃

中國人對蔬菜的定義，不同地域有很大差別。例如，南方吃綠葉蔬菜較多，但是北方尤其西北部的居民常常把鹹菜和泡菜當作蔬菜。

在臨床上，我們發現大多數慢病患者吃蔬菜很少，因此維生素和膳食纖維普遍缺乏。《中國居民膳食指南（2016）》中明確強調了蔬菜的攝入數量，同時對水果、豆、奶都

有明確的要求：

第一、蔬菜、水果是平衡膳食的重要組成部分，奶類富含鈣，大豆富含蛋白質；

第二、餐餐有蔬菜，保證每天攝入300～500克蔬菜，深色蔬菜應占1／2；

第三、天天吃水果，保證每天攝入200～350克新鮮水果，果汁不能代替鮮果；

第四、吃各種各樣的奶製品，相當於應該每天攝入300克液態奶；

第五、經常吃豆製品，適量吃堅果。

我們可以看到，指南中餐餐都十分強調蔬菜的量，還特別強調了深色蔬菜應占1／2。吃水果不是可有可無，必須天天吃，這裡規定的200～350克新鮮水果，相當於1～2個中等大小的蘋果。

中國缺鈣的人非常多，大多數中國人不太習慣喝牛奶，2016版指南明確指出可以吃各種各樣的奶製品。有人可能不習慣喝鮮奶，那也沒關係，奶製品包括牛奶、優酪乳、奶酪、奶片等，根據自己的口味習慣選擇即可。

在中國，豆製品是國民當家菜，可以補充人體必需的氨基酸，但是不要天天吃，也不要一次吃很多，一天總量保持在30～50克。這一版本的指南還強調大家要適量吃堅果。堅果是不飽和脂肪酸和微量元素很好的來源，如果大家能夠用心堅持攝入，日積月累，會有很好的防病效果。

２０１６版本對魚禽蛋肉的要求：適量，不棄蛋黃

以前，中國人攝入的動物蛋白較少。近些年，隨著生活條件改善和西方食品對中國傳統飲食的衝擊，肉食在人們飲食中的比重越來越大，人們對肉食的認識也出現了很多分歧。為了統一大家的觀點，讓大家有個明確的指導方向，２０１６版指南中給出了每天到底應該吃多少動物蛋白的概念。

具體建議有五點：

第一、魚、禽、蛋和瘦肉攝入要適量；

第二、每週吃魚２８０～５２５克，畜禽肉２８０～５２５克，蛋類２８０～３５０克，平均每天攝入總量１２０～２００克；

第三、優先選擇魚和禽；

第四、吃雞蛋不棄蛋黃；

第五、少吃肥肉、煙燻和醃製肉製品。

畜禽類、魚類和蛋類都要吃，合起來一天要吃１２０～２００克動物蛋白。這個量包括了一個雞蛋的分量（５０克左右），所以大家每天吃的瘦肉和魚加起來大概是１００～１５０克，差不多成年女性手掌那麼大。

許多人吃肉很偏食，要麼只吃四條腿和兩條腿的畜禽類肉，要麼只吃魚肉不吃畜禽類

肉，這些偏食的壞習慣都需要得到糾正。2016版指南裡明確指出魚肉和畜禽類肉要各占一半。

一周吃雞蛋280～350克，相當於每天一個全蛋。我們可以看到，指南專門提出不能丟掉蛋黃，是不是有人看到這裡覺得很驚訝：自己的印象中不是這樣的啊，吃蛋黃不是會導致膽固醇升高嗎？其實，臨床研究證明，雞蛋黃裡有多種營養成分，對人體各個器官的功能都非常有利，並且大量的調查研究顯示，蛋黃與冠心病沒有直接關係，所以這一版指南特意強調不要扔掉雞蛋黃。

中國許多地方還保留著吃肥肉、煙燻和醃製肉製品的習慣。這些年的許多研究表明，這樣的飲食習慣與心腦血管病和腫瘤的高發息息相關，因此這一版指南強調這些傳統飲食要少吃。

2016版本對煙糖酒的要求：限量

中國人鹽的攝入量非常高，導致高血壓患者逐年增加。油炸食品作為過去逢年過節才能吃到的美食，也逐漸日常化，解饞的小零食攝入更加頻繁。根據人們已經發生變化的飲食習慣，《中國居民膳食指南（2016）》對煙、酒、糖、茶、油、鹽甚至反式脂肪酸和飲料等的攝入量都進行了說明，具體有以下五條：

第一、培養清淡的飲食習慣，少吃高鹽和油炸食品。成人每天食鹽不超過6克，每天烹調油25～30克。

第二、控制添加糖的攝入量，每天攝入不超過50克，最好控制在25克以下。

第三、每日反式脂肪酸攝入量不超過2克。

第四、足量飲水，成年人每天7～8杯（1500～1700毫升），提倡飲用白開水和茶水，不喝或少喝含糖飲料；

第五、兒童、少年、孕婦和哺乳期女性不應飲酒。成人如果飲酒，男性一天飲用酒的酒精量不超過25克，女性不超過15克。

關於油的規定，每天攝入烹調油25～30克，相當於一個人一天需要油脂量的一半。也就是說，除了烹調油以外，還有一部分油脂應來自瘦肉、魚和堅果。現在有人一提到油炸食品就聞之色變，其實也沒有必要過於擔憂，只要不是天天吃油炸食品就可以。如果吃油炸食品的話，則要注意一下油的質量，另外油不要反覆使用。

中國的年輕人現在也是飲料控了，有的人把飲料當水喝，這會增加患肥胖症的概率。所以這一版指南特別強調要控制添加糖的攝入量，控制各種飲料的攝入量。

近些年的研究都顯示反式脂肪酸是造成慢性病的元兇之一，必須限制。但是很多人也不是很瞭解，反式脂肪酸除了在蛋糕、麵包、薯片、咖啡伴侶等食物中出現外，還存在於哪裡呢？關於反式脂肪酸都會在什麼食物中出現，我已在前文中進行了詳細敘述，相信大家已有所瞭解。

2016版本新要求：分餐制

中國傳統的合餐方法一方面容易傳播疾病；另一方面自己到底吃了什麼，吃了多少並不是很清晰。在《中國居民膳食指南（2016）》中，中國政府有史以來第一次提出「提倡分餐」，指導大家學會分餐而食，會比較有益健康。

第一、珍惜食物，按需備餐，提倡分餐不浪費；

第二、選擇新鮮衛生的食物和適宜的烹調方式；

第三、食物製備生熟分開，熟食二次加熱要熱透；

第四、學會閱讀食品標籤，合理選擇食品；

第五、多回家吃飯，享受食物和親情；

第六、傳承優良文化，興飲食文明新風。

我們可以看到，對食物的選擇標準裡提到了「新鮮衛生」，烹飪方式以「適宜」為準，生熟分開和熟食二次加工的問題，也很有中國特色。其中「學會閱讀食品標籤，合理選擇食品」，是大家未來都要學會的生存本領。

2016版本中關於運動的要求：每週至少5天，累計150分鐘以上

2016版本的《中國居民膳食指南》中對於運動的建議有以下四項：

第一、各年齡段人群都應天天運動，保持健康體重；

第二、食不過量，控制總能量攝入，保持能量平衡；

第三、堅持日常身體活動，每週至少進行5天中等強度身體活動，累計150分鐘以上，主動身體活動最好每天行走6000步；

第四、減少久坐時間，每小時起來動一動。

現在人們的運動量普遍偏少，而攝食量比我們的祖先卻多了很多，這使得運動量不夠成為造成疾病的一個重要因素。為了預防疾病，我們一定要注意運動。

看了上面的建議，有人要問了，什麼叫主動身體活動？主動身體活動是指去公園裡快走、健身房運動、打拳或者跳廣場舞這樣的運動方式，平時買菜、做飯不算在內。

切忌拿著國外指南當本國指南

膳食指南是營養工作者根據營養學原理和本國、本地區居民膳食營養的實際情況，針對其居民普遍存在的營養問題而制定的一個簡明扼要的合理膳食基本要求。其中每一條、每一句話都有大量的科學研究作為根據，可信性和科學性很高，其目的是指導人們合理地選擇與

搭配食物，以獲得合理營養，促進國民身體健康。

找作為臨床營養醫生，在多年的臨床實踐中發現，很多老百姓對「指南」的理解其實存在很多誤區。

對於膳食指南，要特別強調「本國」兩個字。各個國家的飲食習慣不同，膳食指南也不同。「指南」是什麼意思？是方向。比如說一個哈爾濱人想去北京，於是向南走，方向是正確的；而廣州人要想去北京，一定要向北走。因此，給哈爾濱人和廣州人的北京行「指南」一定是不一樣的。

世界各國的膳食模式，大體可以分為四種。

第一種是經濟發達國家模式，也稱富裕型模式，主要以動物性食物為主，糧食類中等，蔬菜水果比較少。富裕型模式屬於高能量、高脂肪、高蛋白、低膳食纖維型，如大家經常看到的麥當勞、肯德基、星巴克等都是這類模式的典型。

第二種是發展中國家模式，也稱溫飽模式，主要以植物性食物為主，動物性食物較少，膳食質量不高，蛋白質、脂肪攝入量都低。能量基本上能夠勉強滿足需要，蛋白質、脂肪攝入不足，營養缺乏病仍然是這些國家的嚴重社會問題。例如，中國的傳統飲食模式，一頓飯＝1碗米飯＋蔬菜＋湯。

第三種是日本模式，既有東方膳食傳統特點，也汲取了歐美國家膳食長處，人均年攝取糧食幾乎與動物性食品相當，食物多樣化，海產品攝入較多。

第四種是地中海模式，泛指希臘、西班牙、法國和意大利南部等處於地中海沿岸南歐各國飲食風格，即以蔬菜水果、魚類、五穀雜糧、豆類和橄欖油為主。

各個國家飲食習慣不同，制定飲食指南都是針對本國或者本地區提出的，符合本國的情況，因此不能混淆使用。

我們臨床營養科門診診室裡有張圖片總是掛得高高的，特別醒目，那就是《中國居民平衡膳食寶塔》。每當患者問到一天該吃多少肉、多少雞蛋的時候，我們的大夫就往上一指：「看咱們自己國家的膳食寶塔，上面寫得清清楚楚。」

患者又問：「不是讓少喝牛奶、少吃肉嗎？」

我們總是要問他：「您說的是哪國指南？」

其實，很多患者根深蒂固的營養概念完全是被美國飲食指南洗過腦的。我在出診時，只要見到營養不良的中老年人，總要告訴他們多吃些蛋白質，肉類每天至少吃自己拳頭這麼大，一天可以吃1～2個雞蛋。可大多數患者都會緊張地說：「我怕血脂高，不敢吃。一個星期只吃一個雞蛋，而且也很少吃肉。」

我告訴他：「一個正常人每天要吃100～150克肉類，包括畜禽類和魚類，每天要吃雞蛋，這是《中國居民膳食指南》上寫的。您難道不是中國居民嗎？」

患者又說：「不是說讓少吃飽和脂肪酸嗎？」這些聲音到處都是。每次，我都忍不住歎氣。

美國人吃飽和脂肪酸很多，所以他們的指南非常強調這一點，讓他們要少吃。中國人的體質和飲食習慣與美國人差異巨大，我們首先要完成攝入30%的脂肪份額，再說飽和不飽和。

有一次，我在門診遇到一位患者。他65歲，很瘦，經常胃腸道不舒服，反酸噯氣。我們在調查他的飲食習慣時發現，他每天吃許多雜糧，包括南瓜、玉米、糙米、豆類等。我們告訴他這麼吃不適合他的身體，他說：「不是建議多吃雜豆、薯類、粗糧嗎？」

我們的營養師耐心地解釋：「您這種胃腸功能不好的人，是不適合吃這麼多粗糧的。等胃腸功能調理到正常人的狀態，再一點一點地放開，逐步增加粗糧，這樣才對身體恢復有利。」

再一瞭解，這位患者一天吃1個雞蛋，瘦肉吃不到50克，很少喝牛奶和優酪乳，從來不吃肥肉和內臟。我們營養科醫生說：「您應該多喝些牛奶或者優酪乳，動物蛋白也應該多補充一些。」

患者又說了：「不是讓少喝牛奶嗎？我偶爾也喝牛奶，但都是選擇脫脂的。」

我們營養科的醫生哭笑不得：「您是個中國人，怎麼按照美國飲食指南去做？美國人喝牛奶多，所以他們說喝多了不好。他們有個規定，每天攝入牛奶不要超過720毫升。他們每天會吃很多四條腿的畜肉，比如豬排、牛排，或者禽類的雞腿，所以飽和脂肪酸攝入比較多，再加上喝牛奶多，因此人家說喝脫脂奶。咱們和他們飲食習慣不一樣，不能按照他們的飲食指南做，您說是不是？」

患者終於明白了。

再重點強調一下，膳食指南屬於公共營養範疇，或者說大眾營養範疇，研究的是本國正常人群的飲食方式。指南通過大量的調查數據，發現本國人民飲食中的問題，提出飲食建議，從而讓正常人有個健康飲食的依據。

所以，各國膳食指南都只適用於本國居民。再者，每個國家的飲食指南都是與時俱進的，歷經一段時間後，又發現了很多營養問題，而且與全民健康明顯相關，下一次的指南就會有所調整，所以要動態地看待這些膳食指南。

世上最好的藥：早餐、午餐和晚餐

早餐一定要吃夠100分

我曾吃過加拿大的獲獎早餐，這種早餐是按照非常嚴格的營養學標準製作的。這裡講的營養學標準是指早餐攝取的能量至少占人體一天所需能量的1／3，碳水化合物、脂肪、蛋白質等的比例嚴格按照正常成年人的需求而設定。不過加拿大人的碳水化合物、脂肪和蛋白質的攝入量要高於我們國家。我們一起來看看他們的早餐標準是什麼。

◆加拿大獲獎早餐給我的啟發

一次外出就餐，我們進餐廳之前，請客的朋友告訴我，這裡的早餐很受歡迎，來這裡的客人都要事先打電話預約，否則沒有位置。這家餐廳的早餐在加拿大獲過獎，很多人都專門開車過來，就是為了吃這裡的早餐。我很是期待，當時出現在我腦子裡的是典型的中國式早餐：熱氣騰騰的包子、餛飩、麵條、粥和鹹菜。我非常好奇加拿大的早餐是如何衡量營養標準的。

一進門，餐廳非常乾淨整潔，而且很安靜。牆上掛著各種套餐的照片，共有8種套餐，我們5個人一人點了一個套餐，每個人要的都不一樣。

很快，早餐端上來了，我發現5種套餐內容不同，但結構都一樣。

第一、雞蛋，每個人都是3個（是的，您沒有看錯，一個人3個），是煎雞蛋，好像雞蛋都不太大。

第二、主食，都是粗糧（有的人盤子裡是全麥麵包，有的人盤子裡是馬鈴薯）。

第三、每個人的盤子裡都有3片培根。特別提一下，這個培根是烤熟的，基本把油烤出去了，但沒有糊，這樣飽和脂肪就減少了很多。

第四、所有人的盤子裡都有綠花椰和兩個小番茄。

第五、飲料，有人喝的是牛奶，有人喝的是鮮榨果汁，還有人喝咖啡。

咱們來分析一下加拿大的獲獎早餐。

加拿大早餐的主食和中國有很大的不同：早餐中的主食包括薯類和全麥製品，二選一，裡面根本沒有精米和精麵的影子，為什麼呢？歐美國家認為精米和精麵沒有營養，而且容易升血糖，所以麵包越來越回歸到100年前的模樣，選擇用全麥來製作麵包，而不用白麵。馬鈴薯在歐美國家都算作糧食，並不像我們一樣當成蔬菜。

大家必有的蛋白質類食物是雞蛋和豬肉（培根），有的人還增加了牛奶。高蛋白質是加拿大早餐的一大特點，而且吃的雞蛋都先用油煎了一下，再加上烤培根。為什麼呢？這個細節蘊含著一個很多人都不知道的健康知識。早晨，人剛起床的時候是空腹，膽囊裡已經充滿了膽汁，這是半夜裡肝臟合成的膽汁，在天亮前排到了膽囊中。早餐時如果吃油性食物，膽囊會立即收縮，排泄膽汁，這樣可以防止膽結石的形成。

每個人早餐必有的蔬菜是綠花椰和小番茄，一紅一綠，很是漂亮。從營養學上講，這兩類顏色代表營養素含量很高，並且有所區別。

加拿大的獲獎早餐不一定完全適合中國人，但我們是不是可以取其精華，從中學習到許多適合我們的先進經驗呢？比如說主食拋棄精米精麵，採用全穀類製作，選用高質量蛋白質，一定要含有蔬菜，等等。

◆中國式100分健康早餐

看完了加拿大營養早餐，我們再來說說具體應該怎樣做出標準的健康早餐。

第一、算好能量比例，這項內容占50分。早餐的能量要占一天所需總能量的1／3～1／2。我們可以把一天所要吃的食物能量先計算一下，早餐至少要占1／3；如果你晚上吃得很少，那麼早餐能量要占全天能量的1／2。早餐要高蛋白、高碳水化合物。

第二、選足食物種類，搭好結構，這一項也占50分。為了方便大家實際操作，我把食物分成五大類：糧食類、動物性食物類、蔬菜類、水果類和油脂類，每一類算10分。

總分大於60分算及格，80分算優秀，100分就很完美了。

第一個50分怎麼拿呢？

第一、早餐能量占一天總能量的1／3以上。比如一個身高175釐米、體重70千克的男性，輕度體力勞動，那麼他一天的能量為（175－105）×30＝2100千卡。如果三餐均勻分配，早餐至少需要2100÷3=700千卡。

第二、早餐要高蛋白、高碳水化合物。正常人每天需要的蛋白質是每千克體重×（1～1．2）克，此人需要的蛋白質應該是70～84克。我們按照80克計算，其中一半是動物蛋白，應該是40克。如果均勻分配到三餐的話，40÷3=13．3克。早餐要高蛋白，怎麼也應該超過13．3克。如果此人晚上吃得很清淡，沒有肉、蛋、奶、魚，則早餐就要負責起1/2的蛋白質量，相當於20克。早餐必須補充充足的蛋白質，因為一上午要運動、要動腦，需要各種各樣的氨基酸，而且有了蛋白質一上午都不容易餓，所以早餐應該有牛奶、雞蛋，最好有肉類。

1個雞蛋含有6～7克蛋白質，100毫升牛奶含有3克左右蛋白質，純瘦肉和魚類一般蛋白質占其重量的17%～20%。所以這位男士早餐如果只吃一個雞蛋再加上200毫升牛奶是不夠的，必須得增加點肉類，或者再增加一個雞蛋或一些牛奶。

早餐攝入的主食至少占一天總量的1/3。一夜的時間消耗了人體內許多葡萄糖，早晨多吃一些糧食可以補充肝臟的糖原庫存，同時為上午的能量消耗做好儲備，保證一上午精神飽滿，有足夠的能量應對工作和學習。

選擇碳水化合物的時候儘量選擇粗糧，比如全麥食品、老玉米和各種薯類。帶餡的食物營養也比較豐富，如包子、餃子和肉夾饃。

各種粥類在我們的傳統飲食中一直以來都是早餐主角，但是粥太容易消化，很難持續供應一上午的能量。很多人選擇白饅頭和白麵包，口感雖然不錯，但依然太好消化，而且升血糖很快，因此最好還是改一改。

油類食物到底吃還是不吃？

過去中國人有早上吃油餅、油條的習慣，好不好呢？我個人認為只要油的質量好（不是地溝油），不是反覆油炸，都是可以吃的。早上吃了有油的食物，會有飽腹感，一上午不容易餓。早晨如果能吃煎雞蛋更好，如溏心蛋，既保證了磷脂的完好保存，還因為有一些油脂，也有利於膽汁的排出。同時再喝一杯牛奶，加上一小把堅果，這樣，不飽和脂肪酸、磷脂和膽固醇就都補充全了，一上午腦細胞需要的營養素也都準備好了。

第二個50分怎麼拿呢？

早餐裡除了有糧食和蛋白質，還要有蔬菜、水果和堅果，每一類各占10分，這樣可以補充人體代謝需要的維生素和礦物質。如果是吃包子或者餃子，外面是糧食，裡面是蔬菜和蛋白質，這就一舉多得了。

◆早餐常見誤區和營養早餐搭配推薦

在門診時，我經常會遇到早餐不及格的患者，分別有以下三種典型的類型：

第一類是老年人，經常跟我說，早晨沒胃口，就喝了一碗粥；

第二類是年輕人，抱怨早晨沒時間，抓了個麵包就邊走邊吃；

第三類是早餐只吃一個雞蛋，喝一杯水。

這就是我們早餐搭配的第一個誤區——只吃一類食物。

中國人有喝粥的習慣，這樣的飲食方式世代相傳，但是現在我們必須要重新審視一下這個傳統了。我們判斷某種食物的營養價值，是看食物中含有多少能量，含有哪些營養素，而不是我們原本習慣於吃什麼，覺得什麼有營養。

很多患者告訴我，在家裡自己測血糖時，一喝粥血糖上來得特別快，血糖波動得特別厲害。即使沒有糖尿病的人，經常喝粥也容易發胖，這種胖往往是虛胖。

一碗粥的營養到底有多少呢？基本上就是碳水化合物，其他營養素都不足。老年人大都愛喝粥，覺得養胃，實際上粥並不適合老年人，因為它營養成分少，吸收得太快，升糖指數很高。

近兩年，一些人開始做五穀雜糧早餐，有的人是把各種豆類、糧食、堅果煮成粥；有的人是打成汁；有的人去買五穀雜糧粉，用開水沖。這些五穀雜糧肯定比喝白米粥、吃饅頭營養價值高，但是要注意，不管怎樣，五穀雜糧的主要成分還是碳水化合物，還是要同時吃雞蛋、牛奶、蔬菜、肉類，才算是真正的滿分營養早餐。

第二類人的早餐中，小夥子只是吃個麵包就解決了早餐，也是同樣的問題。忙，不應該成為早餐湊合的理由，其實用點兒心，早餐還是很容易做到營養豐富100分的。

第三類人早餐只吃雞蛋，結果肌肉依然無力。因為如果早餐中沒有碳水化合物，提供的能量不足，雞蛋中的蛋白質就會變成能量燃燒掉，而不能進入組織中成為結構成分。

作為上班族，到底該如何吃早餐呢？

我也是上班族，8點鐘必須到單位。北京交通很擁堵，所以每天7點以前就要出門，我的做法是充分利用廚房電器：冰箱、微波爐、電磁爐、烤箱等。

冰箱裡事先準備好已經做熟的主食（玉米、餡餅、包子等）。牛奶一周買一次，把一個星期的量準備好。堅果是早就剝好殼的腰果、核桃等，裝在瓶子裡，放在冰箱裡儲存。雞蛋事先煮好，一次多煮幾個。家裡再儲備點水果、黃瓜和番茄。

好了，一切準備就緒，早餐就可以做得非常快：用微波爐把主食熱一下，牛奶用電磁爐加熱，燒開後立即離開電磁爐，然後從冰箱裡拿出煮雞蛋剝好扔到牛奶裡，這樣雞蛋吃起來不會太涼，牛奶還能迅速降溫。牛奶裡除了放雞蛋，還要放堅果，最後還要放一勺蜂蜜。再加上半根黃瓜或者一個小蘋果，也可能是一根香蕉。這份早餐只需要十分鐘就能解決，而且一上午不覺得餓，精力充沛。

健康早餐不一定很複雜，可以很快解決。這樣的早餐簡單、快捷、營養豐富，適合所有快節奏的上班族。

如果大家沒有條件，做不到每天都達到「早餐100分」的標準，那麼週末有時間時，完全可以吃得比這還豐盛。平時上班早晨最緊張，沒時間做早餐，但至少要保證吃夠碳水化合物和蛋白質，比如吃個漢堡包或者肉夾饃，再加杯牛奶或豆漿。

早餐搭配的第二個誤區——搭配不合理。

第一種：白粥＋鹹菜、雜糧粥＋鹹菜等。白粥配鹹菜可以說是比較典型的中式早餐，要注意的還是鹹菜不是蔬菜。白粥配鹹菜這類早餐營養價值低，且鈉含量非常高。如果不是出汗很多的話，大家還是把鹹菜從日常飲食中去除吧。

第二種：米＋麵，比如米粥＋饅頭、燕麥粥＋花卷、五穀雜糧粥＋饅頭、油餅＋粥等。這樣的早餐，只能得20分，因為這是兩種糧食類食物的累加。

第三種：菜包子＋米粥。比前兩種好多了，能打30分，但依舊不及格。

我給大家推薦幾種營養早餐搭配，供大家參考。

中式早餐組合：

第一種：包子（碳水化合物）＋雞蛋（蛋白質）＋果蔬汁（維生素＋膳食纖維）。

第二種：烙餅（碳水化合物）＋雞蛋、牛奶（蛋白質）＋水果（維生素＋膳食纖維）。

第三種：火燒[1]（碳水化合物）＋雞蛋、肉類、豆漿（蛋白質）＋蔬菜（維生素＋膳食纖維）。

第四種：五穀雜糧飯（碳水化合物）＋雞蛋、牛奶（蛋白質）＋水果（維生素＋膳食纖維）。

西式早餐組合：

第一種：全麥麵包（碳水化合物）＋火腿、雞蛋（蛋白質）＋蔬果汁（維生素＋膳食纖維）。

第二種：馬鈴薯（碳水化合物）＋雞蛋、牛奶（蛋白質）＋蔬果汁（維生素＋膳食纖維）。

午餐請遵循「三足鼎立」原則

午餐的選擇也要遵循平衡膳食餐盤的原則，搭配好飲食結構。

◆午餐兩注意三禁忌

午餐有兩個注意事項：

[1]火燒：是一種特色傳統小吃，流行於中國北方地區例山東、北京、天津等，主要食材為麵粉、鮮肉、花椒、香蔥等，用爐火烤，外皮酥脆，鮮美好吃。類似台灣的胡椒餅。

第一、搭好結構。

在任何時候，吃飯首先要注意膳食結構。《中國居民平衡膳食餐盤（2016）》展示的就是午飯的膳食結構，糧食、蔬菜、含蛋白質食物、水果分別擺好，也可以把水果單獨拿出來，放在加餐裡吃。此時中午的三種成分成了三足鼎立狀態：蔬菜最好占1/2，蛋白質類食物（肉類、魚類、蛋類）占1/4，糧食類占1/4。如果你的運動量比較大，可以加大糧食類的比例。

雖然國家頒佈了膳食餐盤，但是許多人中午吃飯還是比較湊合，來一碗麵條就打發了。一碗麵條中碳水化合物占大多數，肉類、菜類很少，澱粉過多，會讓人午飯後覺得昏昏欲睡，影響下午的工作。如果午餐經常吃大量米飯或麵條之類的食物，會很容易引起血糖迅速上升，同時肥胖的可能性會加大。

建議中午的主食可以吃些粗糧，這樣既有飽腹感，也增加了膳食纖維，還不容易發胖和犯困。比如老玉米、紅薯和馬鈴薯，既方便又有營養。

午餐還應該多吃些蔬菜、水果補充維生素，以便下午能保持較好的精神狀態。

第二、葷素搭配。

很多女士為了保持苗條的身材而選擇素食，以為吃了葷菜就會長胖。殊不知，肥胖的罪魁禍首是女孩子愛吃的甜點，還有大量的精米和精麵。午餐時補充必要的優質蛋白質和脂肪是提高工作效率、保持機體活力的不二法則。

動物性食品中含有豐富的蛋白質、脂肪、各種脂溶性維生素和鈣、鐵等礦物質，具有提高大腦思維能力、記憶力和理解力的作用。

上班族中午吃飯一般都是買一個或兩個菜。如果你買的是兩個菜，那就買一個葷菜、一個素菜。如果你買一個菜，那就半葷半素，比如木須肉、蒜薹炒瘦肉，這樣才能保證營養全面。

午餐的三個禁忌：

第一、忌飲酒。中午飲酒勢必會影響下午的工作效率，還是不喝為妙。

第二、忌省事。中午就餐時間短，為了不影響下午的工作，很多人喜歡用快餐、泡麵來應付自己的胃。這些食物極不健康，是高脂肪、高熱量的食品。吃了這些食物，容易導致血脂升高，身材走樣，長時間食用會導致營養不良。

第三、忌太辣。太辣的菜肴容易使食道發熱，破壞味蕾細胞，傷害我們的腸胃。雖然辣椒可以刺激我們的食欲，但豈不是會導致多吃主食？

我問過許多人為什麼喜歡吃辣的食物，一些人說從小習慣了，但是更多的人會說：「下飯。」

過去中國人下地幹活，即便在城裡也要付出許多體力勞動，因此要多吃些糧食，所以當人們回答我「下飯」的時候我就會請大家問自己一個問題：

「我還要下地幹活嗎？」

◆過午不食對不對

有一次講課，課間有學員來問我：「過午不食對不對？人家都說乾隆晚上不吃飯，他活到了89歲。有人說晚上讓肚子空一空，可以清清腸胃，對人體有好處。」

我一聽，樂了，半開玩笑地說：「皇上的故事我還是比較知道的，好歹我是在皇城根底下長大的。來，我來講講。」

於是我在課堂上講了一段乾隆皇帝吃飯的故事。

清朝上朝是選在天剛亮的時候。黎明前，故宮周邊的胡同裡出現許多抬轎子的，轎子前還有人打著燈籠照著路面，轎子裡坐著的是睡眼惺忪的大臣們，他們正急急忙忙去上朝。

天剛剛亮，故宮的幾個城門同時打開，大臣們魚貫而入，來到太和殿。皇上坐在龍椅上，與大臣們商量國事。待上朝完畢，天已大亮，各位大臣回府，皇上回到養心殿準備就餐，此時差不多是9點鐘。

皇上的早膳很講究，一張大桌子幾乎都擺滿了，20道菜肴，4種主食，2種湯類（可能是煲湯，可能是粥，也可能是羹）。為了不讓人猜出自己喜歡吃的菜肴，防止有人在其中下毒，皇上每個菜都會吃上幾口，基本上做到了食物多樣化。

下午1～2點，開始吃晚膳，桌上再一次擺上同樣數量的食物，皇上又各吃上幾口，之後就是看書、看摺子，或者出去走走。

在早膳前和晚膳後，各有一次小吃，隨叫隨到。晚上6點多，還有一次酒膳，即小吃、宵夜之類，只是一些點心，沒有大魚大肉。故事講到這裡，大家是不是發現，乾隆皇帝在飲食上可不簡單，不但做到了食物多樣化，還早睡早起，同時每天還要吃小吃和宵夜。當然乾隆皇帝吃的宵夜不過是些小點心、蓮藕羹之類的清淡食物，那個時候還沒有發明反式脂肪酸，也沒有精米、精麵。

這哪裡是過午不食呢？

更何況過午不食這一說法並不適用於現代人，因為現在人們的工作性質與古代有著天壤之別。古人過去天一黑就睡覺了，而現在人們一般都是晚上11點睡覺，有的人甚至次日凌晨一兩點才睡。所以我們不能機械地模仿古人，簡單地把晚餐從三餐中抹掉。

從事腦力勞動和體力勞動的人若中午以後不進食，下午和晚上則會體力不支，工作效能、學習效果都會下降。大多數年輕人用電腦、手機的時間較多，工作任務繁重，精神壓力較大，有的人甚至通宵加班，若再不進食，必然會饑腸轆轆，頭暈眼花，甚至駕車都易發生危險，長期如此必然會造成體力透支。

人們一邊使用身體，卻不給身體補充應有的能量和營養素，健康狀況也會越來越差。

過午不食被重新提起，實際上是許多從事減肥行業的商家的宣傳手段。一些人發現如果一段時間晚上不吃飯，自己的確瘦了。但是大家想一想，我們的胃排空需要3～4個小時，如果中午之後不再吃東西，那麼到第二天7點吃早餐，經過了多少小時呢？19個小時。這段時間胃會出現痙攣，同時身體的組織開始分解，慢慢地就會出現代謝紊亂、精神萎靡、體能下降、臉色暗淡、胃痛等嚴重的「副作用」。

我們一起看看過午不食減肥法的危害，看完之後，你就會明白瘦身和健康究竟哪個更重要。

第一、胃病纏身。如果十幾個小時不吃東西，讓胃裡空著，胃部會因為饑餓而收縮，出現上腹部疼痛。很多人覺得忍一忍挺過去就好了，但如果你長期堅持這樣做，過多的胃酸沒有食物中和，會損傷胃黏膜，患上胃病是遲早的事情。

第二、內分泌紊亂。很多女性採用過午不食減肥的方法後，發現月經不正常了，嚴重者還會出現不孕等各種疾病。

第三、抵抗力下降。過午不食減肥法雖然在某種程度上是可以減掉體重的，但是減少的這些重量裡包含了許多肌肉丟失的成分，這不僅會導致肌肉無力，你還會發現你的抵抗力在下降，感冒、發燒也一直困擾著你。

晚餐的真正價值：補足全天沒吃夠的營養

現在流行一句話：早餐吃得像皇帝，午餐吃得像平民，晚餐吃得像乞丐。結果一些人真的把自己搞得像乞丐一樣，要麼不吃晚餐，要麼只吃一些蔬菜或者水果，這樣做到底對不對呢？

現代人已經告別了那種「日出而作，日落而息」的生活方式，電的普遍使用使得夜生活非常豐富，電影、電視、電腦和手機包圍著每一個人，如果不吃晚餐，或者吃得太簡單，白天還要面對緊張的工作，顯然會損壞身體，不吃晚餐就變得「不合時宜」了。就算是生活節奏比較緩慢的一些中老年人，不吃晚餐同樣對健康不利。

◆別再拿稀飯麵條當晚餐

很多人不吃晚餐，或放棄主食和肉類，晚餐只吃一些水果，認為這樣可以減肥，或者認為可以起到一定的保健作用。的確，這樣做短時間內能達到體重減輕的效果，但長此以往，隨之而來的可能就是頭暈噁心、精神恍惚，慢慢就會皮膚暗淡、面色蠟黃。

晚餐一般來講，安排在晚上6～8點比較合適。如果你能夠按時睡覺（晚上10～11

點），那麼8點之後最好不要再吃東西，睡眠不好的人可以喝些牛奶或優酪乳。

晚餐要清淡些，這裡的清淡是指少油少鹽，不是不吃蛋白質類食品，所以一些人晚餐純吃素是錯誤的。但要注意，晚上油要少一些，可以吃一點**瘦肉和魚。動物性蛋白質能產生許多大腦內神經遞質，比如大家都知道的褪黑素，這是一種腦部松果體分泌的荷爾蒙，具有催眠作用**，所以晚餐吃些蛋白質類的食物有助於睡眠。

晚餐不要吃太多的碳水化合物。很多人認為晚餐要少吃，要清淡，因此每天晚上來一碗粗糧粥加鹹菜或者蔬菜。粥很容易吸收，等到睡覺時可能已經餓了，饑餓狀態下睡覺一般睡眠質量不高，而且粥吸收過快會引起血糖波動，把減肥變成了增肥。

還有的人晚上來一大碗麵條，一碗麵條裡的鹽基本上就有5～6克，這也不能算清淡飲食。從健康角度來說，晚餐最大的作用是作為白天營養攝入的補充。一些早餐、午餐吃不到的東西都可在晚餐進行適當補充，使得一天的食物攝入保持均衡。

我經常見到一些人，早上匆匆忙忙上班，只吃了幾片麵包；中午湊合著吃，來一碗麵條；晚上按理應該補些蛋白質、維生素、礦物質，結果人家還要少吃，說要清淡飲食，只喝點粥。我每次看到這種人都覺得挺著急，對自己的身體也太不負責任了，明明身體越來越差，還在那裡騙自己：我清淡，我健康。不給身體補充營養卻在那裡拼命地使用自己的身體，只能是自己找病生。

◆晚餐要避開咖啡因、豆類和辛辣食物

那麼晚餐到底應該怎麼吃？

晚餐仍要遵循平衡膳食的原則，幾大類食物都來一點。但要注意，糧食類的食物攝入不能太多，除非晚上出去散步或者去健身房運動。油也要少一些，最好不吃油炸食品。有些人喜歡晚上吃堅果，白天沒有吃到堅果的人可以晚上吃，但是堅果最好還是早上吃，或者作為加餐吃。

有些食物晚餐是需要特別避開的，如含咖啡因的飲料或食物，它們會刺激神經系統，影響睡眠；產氣食物如豆類、洋蔥等，會使肚子脹氣，令人不舒服也睡不著；辛辣的食物會造成胃灼熱及消化不良，也會干擾睡眠。

此外，晚餐的量也要講究，很多人都習慣「早餐馬虎，午餐應付，晚餐豐富」。甚至，有的人從不回家吃晚餐，下班後就開始每天的「應酬」，吃喝幾個鐘頭，很晚才回家；還有的人加班熬夜後把晚餐和宵夜放在一起，吃完後馬上睡覺。這些不好的習慣容易引起多種疾病。大家要注意，晚餐不要吃得太多，把胃撐得很大，否則睡覺時很容易出現食管反流（胃食道逆流）。

選對食物是一門技術活兒

沒有壞食物，只有壞搭配

中國人吃飯，有一個很大的問題：總是強調某一種食物的營養，而不注重整體飲食結構的把控，似乎多吃某一種食物就能包治百病。其實如果飲食結構不對，吃什麼都白費。先不說老百姓對各種食物的印象是不是正確，有沒有偏頗，就算是每天吃的都是有營養的、好的食物，如果沒有一個合理的飲食結構，也是瞎吃、亂吃，照樣會出現營養不平衡的問題。

我們平時吃的食物，有成百上千種，但歸根結底，可以分為五大類，分別是糧食類、動物類、蔬菜類、水果類、油脂類。吃飯時要特別注意將這五大類食物組成合理的飲食結構，全面平衡的飲食結構要比單純某一種食物的營養價值重要得多。

這五大類食物的具體分類可以參照下頁的表格。

這五大類食物每一類所代表的營養素都不夠全面，所以將不同種類的食物合理搭配才能互相補充，組成一個臨時團隊，缺哪一類都不行。上文給出的2016版平衡膳食餐盤就是將這些知識視覺化，大家吃飯時可以把自己的食物歸歸類，看看是不是符合這個平衡結構。

這就像蓋房子得先畫圖紙，按照圖紙設計的方案蓋，要不然，建築結構不合理，就算是用上最好的材料蓋出來的房子你也不敢住。人吃飯也是同樣的道理，先要確定正確的結構，

表3 五大類食物及營養素對照

分類	富含的食物	提供的主要營養素
糧食類	穀類：米、麵、雜糧；薯類：馬鈴薯、甘薯、芋頭、南瓜、山藥；豆類	澱粉（碳水化合物）、少量植物蛋白質，粗糧裡有一些膳食纖維
動物類	各種肉類、蛋、奶、魚、動物內臟	優質蛋白質、脂類、脂溶性維生素、礦物質
蔬菜類	葉菜（如油菜）、嫩莖類（如芹菜）、花類（如綠花椰）、茄果類（如圓茄子）、瓜類（如冬瓜）、根莖類（如蘿蔔）、菌藻類（如香菇、木耳）、蔥蒜類（如洋蔥、大蒜）	膳食纖維（可溶性和不可溶性）、維生素、礦物質、植物蛋白質
水果類	新鮮水果	維生素、膳食纖維、果糖
油脂類	動物油、植物油和堅果（瓜子、花生、大杏仁、巴旦木等）	脂肪酸、類脂、礦物質、維生素E

在這個正確結構的基礎上再決定具體吃什麼。這樣你也不用費心去想，吃這個有沒有好處、吃那個有沒有壞處。營養學界有句話——沒有壞食物，只有壞搭配。

同時，結構對了，還得注意要換著花樣吃才行。那麼這個花樣怎麼換呢？

同類食物多換花樣更安全

世界上的食物有千千萬萬，你可以在同類食物中隨意互換。

比如糧食類食物互換：早餐的包子、烙餅、油餅可以代替饅頭，中午和晚上的主食可以是饅頭、紅薯、老玉米。

蔬菜部分可以互換：如果中午吃了醋溜白菜，晚上就換成茄子、青椒、油麥菜……太多選擇了。

優質蛋白質食物之間的互換：羊肉、牛肉、豬肉、雞蛋、鵪鶉蛋、魚、蝦、蟹之間都可以選擇，牛奶、優酪乳、奶酪之間也可以進行挑選。

早餐是雞蛋加牛奶，中午是牛肉，晚餐改成清蒸魚，這樣就可以在最大限度上保證營養均衡，還能給我們帶來意想不到的好處。

我曾給一所私立學校指導營養配餐，為學校設計營養配餐方案。方案裡要求中午套餐裡必須有蔬菜、水果、50～100克瘦肉，還要有主食（包子、紅薯、米飯）。

再去回訪時，我發現這個方案裡有個漏洞：瘦肉類我們沒有說到底是豬肉、羊肉、雞肉還是牛肉。結果問題來了，學校天天給孩子吃雞肉，不是雞腿，就是雞胸脯，要不就是雞翅根，每天的肉類都離不開雞。

這肯定是不行的。

先不說食物單一，營養素攝取不全的問題，我們只說食物安全問題。萬一雞的來源不是很好，孩子們天天吃，同樣的毒素就會在體內蓄積，身體很難排出去。

知道這個情況後，我們馬上要求這所學校必須給孩子換花樣，比如今天吃雞肉，明天吃鴨肉，後天吃牛肉，這樣可以防止某些有害物質在體內蓄積。

我們平常的飲食也是一樣的，同一種類裡食物不斷輪換，這也是在食品安全人人自危的時代，讓自己少受傷害的一種生活智慧。

一天最好吃夠30種食物

植物類食物和動物類食物都有很多的種類，比如植物類食物又分為穀類、菌類、藻類、薯類、豆類、葉類、瓜類、竹類、果類等；動物類食物又分為四條腿的羊牛豬、兩條腿的雞鴨鵝、沒有腿的魚蝦貝，還有一些動物的卵和奶。

我們不必搞清楚具體的種類，重要的是要明白食譜一定要寬，天上飛的、樹上長的、地上跑的、水裡游的，只要是允許吃的食物我們都應該納入自己平時的食譜中。每一類食物都有其特殊的營養素，各取一點，才能營養全面。

《中國居民膳食指南（2016）》指出，每天要吃12種以上的食物，一周要吃25種以上，這是最基本的推薦量。如果你希望獲得更多的營養，而且有條件獲得，那麼最好一天吃30種食物。平衡膳食的第一原則就是要求「食物要儘量多樣化」，即做個「雜食動物」。

「多樣化」分兩個層次：

食物種類要雜：就是蔬菜、肉、糧、豆等不同種類的食物都要吃。

食物構成多樣化：比如吃肉，不能光吃豬肉，而是今天吃豬肉，明天吃牛肉，後天吃魚蝦，大後天吃雞鴨肉等。

大家可能對湊齊這麼多種類的食物覺得很麻煩，但咱們可以把複雜的問題簡單化，和大家分享一個我自己的生活小竅門。

比如做一個有營養的炒米飯，裡面放上米飯（碳水化合物）、雞蛋（蛋白質）、胡蘿蔔丁（蔬菜），上面再撒點黑芝麻（油脂類），這就有四類了，已經40分了，一點不麻煩。

如果時間充裕，還可以再講究些，放點蔥花、臘肉丁、紫菜絲、豌豆、玉米粒什麼的，食物多樣化，一個炒米飯就可以湊夠十種食物。所以我在外面吃飯點主食時，大多點揚州炒飯，比米飯的顏值高，營養價值也更高。

當然了，有人不愛吃炒飯，而且炒飯也不能天天吃，那就吃老玉米加炒菜，很講究又不麻煩。一盤炒菜，不論是雞蛋炒番茄還是青椒炒肉片，基本上就包含了蔬菜和蛋白質。再加上老玉米，這頓飯的食物種類就很豐富了。若再來個水果或者優酪乳，這頓飯就更完美了。

多種食物進食的時間間隔越近越好，最好是同時食用，這樣各種食物的營養可以相互補充。

因為一種食物中的營養素是有限的，進入人體後需要其他營養素小夥伴一起代謝。如果隔的時間太長，比如幾個小時，那麼前一撥的營養素沒有找到小夥伴，後一撥的營養素也找不到小夥伴，這樣就不能達到互補的效果。

因此，糧食、蔬菜、肉類等最好在一餐中同時出現。

我和大家分享一下我平時常做的營養米飯：

白米一碗（約100克）、馬鈴薯1個、枸杞30粒、熟肉100克、胡蘿蔔1根，有的時候把胡蘿蔔換成南瓜。這樣僅主食就已經包含5樣食品，碳水化合物、脂肪、蛋白質、維生素以及微量元素等各種營養素在同一時間出現，營養相互搭配，味道非常不錯。

食物加工越少越好

食物加工包括四個方面：

第一、從地裡收穫時就開始加工。

比如麥子經過機器加工後脫去外殼，用洗麥機洗淨麥子表面，然後將麥粒加水，浸泡18～72小時，溫度42～45℃，這樣把緊貼在麥仁（胚乳）外面的一層糊分離出去。之後，通過風力把表皮與麥仁徹底分開，麥仁拿去磨粉，根據磨粉的程度又分為粗粉和細粉，超市里買的白麵是磨好的細粉。

看看這複雜的過程，就知道從地裡到超市麥子要損失多少營養素。分離出去的皮含有大量的維生素、礦物質和膳食纖維，而白麵裡除了碳水化合物和少量植物蛋白，其他營養素已經所剩無幾。

第二、做飯前的加工。

洗菜淘米的過程會損失一部分營養。

第三、做飯過程的加工。

烹調的溫度和時間對食物的營養影響較大，特別是維生素C等水溶性維生素，一經加熱，就會損失，且溫度越高，受熱時間越長，損失越大。雖然生吃黃瓜、番茄等果蔬能攝取更多維生素，但並不是所有食物都可以生吃的。另外，做熟吃可以使食物口感更好，還能清除微生物污染對健康的威脅。因此在烹調食物時，要盡可能地控制烹調溫度和時間，最大限度地保留食物的營養。

第四、食物添加劑的過度使用。

食品加工行業運用工業製造的流程和化學配方來製造食品：為了讓食品味道更好，便添加增鮮劑或其他提高口味的化學物質；為了讓顏色看起來促進食欲，便添加色素；為了讓香味更吸引人，便添加人工香料；為了避免腐爛，則添加防腐劑。這些添加成分含有多種人體較難分解的化學物質，進入人體後會增加肝臟解毒的負擔，誘發肝臟損傷。這類食物最為常見的有方便麵、果凍、奶茶、薯片、即食穀物、醃製肉類、餅乾等。

以上所有的過程都會加劇營養素的損失，增加人體的負擔。所以大家對天然食物要有敬畏之心，那是大自然賜予的。我們的身體也是大自然的產物，攝取天然食物要比加工食物好得多。

比如白麵包和南瓜哪個好？當然是南瓜好。蒸南瓜好還是南瓜粥好？肯定是蒸南瓜好，因為煮成南瓜粥加工的時間比較長。現在還有一種加工好的成品裝的南瓜粉，用開水一沖就可以吃，這種肯定是最不好的，因為它不僅加工過程複雜，還含有添加劑。

少食多餐有門道

少食多餐源於一些西方國家流行的飲食減肥新方法。具體而言，就是三餐之外再加一些餐點，每隔三個小時左右進餐，甚至每日進食五餐至六餐。

為什麼一天要吃這麼多餐？

第一、少食多餐能夠持續保持飽腹感，從而減少暴飲暴食的欲望。

第二、對很多上班族來說，工作壓力較大，吃東西是緩解壓力的方法之一。在工作期間適量加餐，可以振奮精神，緩解壓力。

第三、少食多餐能夠減輕以往大量進食時腸胃的壓力，減輕胃腸道負擔，減少肌肉損害，促進新陳代謝，減少體脂，排毒養顏。

少食多餐具體怎麼操作呢？

第一步，計算出總能量，將2/3的能量放在三頓正餐中，1/3的能量放在加餐中。

第二步，三頓正餐要做到早上吃好，中午吃飽，晚上吃少，每餐都有穀物、蔬菜和優質蛋白質。

第三步，加餐。上午10～11點期間，早餐差不多消耗完了，這時候可以進行一次加餐，以避免中午太過於饑餓，出現暴飲暴食的情況。下午3～4點可以加餐一次，現在大家都喜歡用「下午茶」這個好聽的名字代表下午的加餐，這個時候比較疲憊，可以放鬆一下，聊聊天。宵夜吃不吃要看晚餐時間和睡眠時間。如果入睡時間比較早，晚餐後不用加餐，但是晚上要加班加點的人還是要吃點宵夜，比如牛奶麥片，既安定神經，又使人有飽腹感。國外很早就流行加餐，比如說日本幾十年以前就實行給學生加餐，英國300年前就開始了下午茶。加餐會使得人精神放鬆、精力充沛。

加餐吃什麼？

蛋糕？餅乾？不是，要補充自己消耗的營養素，選擇富有營養的食物，比如幾粒堅果加一個水果加一杯優酪乳，這樣選擇三類不同的食物搭配，不僅營養價值高，同時飽腹感也很強。

下午茶的時候可以喝些牛奶、優酪乳、咖啡，加上水果和小點心，這也是三類食物，能夠緩解疲勞，保持心情愉快。

有些人餓了就去吃麵包、甜點或者餅乾，這樣的加餐只是在一類食物中轉悠，營養素單一，而且會增加患糖尿病和肥胖的危險。

如果特別想吃甜點也不是不可以，建議少吃一點，在吃的同時要增加一些蔬菜沙拉，哪怕是半根黃瓜。

在這裡我還要和大家講一下運動時如何加餐。糖尿病患者要特別注重生活方式管理，吃動平衡。運動方面要注意一點：一定要吃完飯再運動。如果到了吃飯時間你正好要出去運動，請先吃些東西再走，否則一次低血糖發作就會死掉許多腦細胞。

想要瘦身塑形的人更要注意科學加餐。運動中人體會消耗大量的碳水化合物、維生素、礦物質和蛋白質，而且運動後肌肉組織要重組，如果增加的營養素合理的話，肌肉將變得更加協調有形。運動後可以吃雞蛋＋牛奶＋蔬菜＋堅果＋水果，也可以把牛奶換成牛肉或者鮭魚。假如消耗的能量很多，而且身材已經很好，那麼運動後的加餐裡可以增加一些全麥麵包類食物。

特別要提醒的是，在運動加餐裡去掉蛋黃是個極其錯誤的做法。肌肉細胞的細胞膜需要大量的磷脂和膽固醇，這些都需要蛋黃提供。

沒有放之四海而皆準的食譜

當地飲食專治「水土不服」

現在流行「世界那麼大，我想去看看」，外出旅遊都成了常態，不像我們的老祖宗那樣幾輩子都守著自己的家鄉。

人群的流動性帶來經濟的發展，也帶來大量的「水土不服」。

我們常說的「水土不服」是指一個人到了一個地方後出現許多不舒服甚至生病的現象。這主要有兩個原因：

第一、每個地區都有自己的特殊菌群。

正常情況下，人體的皮膚、黏膜以及與外界相通的腔道，都有細菌、真菌等微生物存在。這些菌群互相依賴，互相制約，彼此和平共處，維持著人體與外界的平衡。正常菌群在人體的消化過程中發揮著重要作用，同時也制約著人體健康。

一個人來到一個新的地方時，外界環境變了，體內環境也隨之發生改變。比如一個人到了新的地方很快會發燒、嗓子疼，那是因為新環境中的這種菌或者病毒以前沒有接觸過，人體要重新認識。等過一段時間，你的微生態環境調整得與當地人差不多了，也就適應了當地的生活。

第二、當地的食物適合在這個地區生活的人。

以前我們的祖輩世世代代在一個地方繁衍生息，吃的食物相對固定。但是現在人們流動性很大，去新的地方出差或者旅遊，品嘗當地飲食，瞭解風土人情，這很好。但是如果在這個地方長期居住，一定要搞清楚新的地方與自己原來居住的地方飲食有什麼不同，讓自己慢慢適應新地方的飲食。比如東北人到海南長期居住，一方面不要總抱著原來的東北飲食不放，另一方面也要注意逐漸適應當地的飲食習慣。

有一年7月，我去新疆講課，在那裡和當地人一起吃羊肉串、大盤雞。當地正是空氣涼爽，天高雲淡的季節，我經常把窗戶打開，讓清新涼爽的空氣吹進來。

過了幾天，我從新疆坐飛機去廣西南寧，一下飛機，就被潮濕悶熱的空氣包圍，坐著不動都會汗流浹背。我突然明白了為什麼廣西人喜歡喝湯湯水水，喜歡吃水果蔬菜，肉類裡羊肉、牛肉吃得不多，主要吃鴨肉和魚肉。這是因為鴨子和魚都是水裡的動物，偏寒，而羊肉、牛肉偏熱，不適合當地氣候。

當時我就想，廣西巴馬出長壽老人，如果把這個地區老年人常吃的食譜搬到新疆，那麼新疆人肯定會凍壞的。因為新疆寒冷，人體需要更多的油脂和蛋白質，這是一方水土養一方人的最真實體現。還有一次，有個藥品宣傳員來向我介紹一種新藥。女孩大約23歲，身材不錯，但是臉上滿是紅疙瘩，慘不忍睹。

因為工作習慣，我遇到一個現象，總喜歡和飲食聯繫起來。面部長紅疙瘩一般是一些代謝產物要從皮膚中出來，第一可能是吃了許多垃圾食品，第二就是水土不服，比如吃辣椒。

女孩的回答證明了我的推斷。她是四川人，半年前來到北京，從此臉上的紅疙瘩層出不窮。

我告訴她，四川地區潮濕，吃辣椒有去濕氣的作用，但是北京乾燥，就不適合吃辣椒了。她明白了，回去後努力克制自己吃辣椒的習慣。

半年後，我再看見她，臉上已經乾乾淨淨，重新恢復了清秀容貌，突然發現，這位姑娘原來是個美女。

一方水土養一方人，你到了一個新的地方，就應該按照當地的飲食習慣吃，順應當地的氣候條件要求，這樣才能保證健康。

不是每個人都適合喝湯保養

中國地質條件很複雜，地形也多種多樣，但總的來說，山區多於平地。山區包括山地、高原和丘陵，占全中國總面積的2/3以上。據統計，全中國山地約占33%，丘陵約占10%，高原約占26%，平原約占12%，盆地約占19%。中國不僅多山，而且多高山，特別是青藏高原周邊的山脈，很多山峰海拔都超過6000米。

中國四大平原有三個在東部，只有關中平原在西北地區。東部平原氣候溫暖，水源充沛，而關中平原寒冷乾燥，所以各地都有適合當地人生存的法則。比如說四川、湖南、湖北、貴州氣候濕冷，這種氣候導致汗液排出困難，使人經常煩悶不安，還易患上風濕寒邪、脾胃虛弱等病症。而吃辣可使人渾身出汗，又可驅寒祛濕，養脾健胃，對當地人的健康極為有利。山東、江蘇北部、東北平原、內蒙古地區氣候乾燥，冬天的時候大多數人家都有暖氣，如果也是無辣不歡，就會火上澆油，面部紅疹層出不窮，口腔潰瘍遷延不癒，而且脾氣會變得火爆。

生活區域不同，飲食調理的方法也應該有所區別。如山區人缺碘，容易患「大脖子病」，應該適當多攝取含碘的海產品，也可以吃加碘鹽，像四川的火鍋或者麻辣燙中就經常出現海帶的身影，這是個很聰明的辦法；氣候乾燥的西北平原，則應多吃溫潤的食物，少吃辣椒；對於沿海地區和平原地區，溫度要比山區高，所以要多吃蔬菜、水果。

尊重當地的飲食習慣，從個體到環境整體考慮自己的飲食方式，而不是盲目追求流行和口味，不要人云亦云，才能做到吃對少生病。

例如，北吃肉，南喝湯，這是中國人過去的傳統習俗。不過現在，南粵地區的煲湯文化已經成為一種時尚飲食，傳播到了大江南北。生活在寒冷地區的北方人，從過去不喝湯，到現在也學會了飯前喝湯暖胃；南方人更是把湯的做法、食材種類、喝湯時間等細節，演繹到了極致。

近幾年來，總是有人說喝湯對人體多麼有好處，多麼滋補，電視裡有很多大師侃侃而談，甚至還現場製作湯品供大家品嘗。

我每次看到這種節目就非常著急，廣東人喜歡喝湯，有它獨特的地域因素，而讓北方人都像廣東人那樣喝，是會出問題的。

先搞清楚人為什麼要喝湯。

肉類（畜禽類和魚類）加上配料經長時間煲製，會有不少營養素溶入湯中，比如游離氨基酸、脂肪酸、脂溶性維生素、鹽及微量元素。但是從營養成分的濃度來講，肉還是比湯更有營養。按理說多吃肉才對，可是如果你問老百姓：雞湯有營養還是裡面的雞肉更有營養？十有八九人們會說湯有營養。為什麼回答都是顛倒的？原因主要有三個：

第一、中國過去很窮，一家人偶爾吃到一隻雞，煲成湯，全家可以喝好幾天。如果吃雞肉，一頓飯就沒了。

第二、中國過去動物性食物攝入很少，所以那個時候人們的消化能力特別弱，偶爾吃到肉還消化不了，於是在加工方面下足功夫，延長肉在鍋裡加熱熬煮的時間，以減輕胃腸道的負擔。

第三、中國過去以農業為主，農民下地幹活，出汗多，回來喝上一大碗湯，正好補充了水、鹽、脂肪、蛋白質和一些微量元素，因此喝湯盛行。

中國老百姓對湯情有獨鍾，尤其是南方地區和一些潮濕悶熱的西部山區，喝湯成了養生的好辦法，被一代一代傳了下來。但是適合潮熱地區的生存法則並不一定適合北方的寒冷地區。

南方溫度高，濕度大，人們在運動時不但會消耗脂肪，鹽分也會隨汗液排出，所以喝湯對身體有好處；而北方天氣寒冷，人們在戶外活動很少，很少出汗，如果喝了很多湯，多去幾次廁所問題不大，關鍵是湯裡的鹽、嘌呤只能從腎臟排泄，這樣不但增加了腎臟的壓力，還容易患高血壓和痛風。

現在即便是南方，也不一定要像以前那樣天天喝湯。過去人們完全依賴於外界環境，人與自然和諧融洽。然而如今的環境變了，人們依賴的不再是大環境，而是小環境。南方依然濕熱，可是人們所處的小環境就不一定了。比如汽車裡、辦公室裡大多有空調，氣溫可以一直保持恒溫，不冷也不熱，所以人們以前防中暑，現在防空調病。

同樣的道理，如果讓南方人像北方人一樣大塊吃肉、大口喝酒，也會出現許多不適，比如上火、消化不良等。在南方吃魚比吃羊肉好，魚和鴨屬於肉類中偏寒的食物，適合天氣濕熱的地方。北方天氣冷，尤其是冬天，要吃羊肉、牛肉，才會有禦寒的能力。

所以在考慮到底應該多吃菜還是多吃肉、是喝湯還是喝牛奶這些問題時要看環境——不僅看大環境，是南方還是北方，是夏天還是冬天；還要看小環境和個人差異，長期在室外還是在室內，有暖氣沒有，有空調沒有，是天天開車還是偶然坐車，運動量大不大。總之，量出為入才是保持平衡的好辦法。

千萬別錯過孩子營養攝入的窗口期

如果我問你，七八歲的孩子和七八十歲的老人對營養的需求一樣嗎？你肯定會覺得好笑，當然不一樣了。但實際生活中，讓孩子像大人那麼吃的人不在少數。

有一次坐高鐵，坐在我對面的是一位年輕女子帶著一個小男孩。

小男孩5歲，瘦瘦小小的，面色較白，小胳膊也細細的，一路上不斷乾咳。

媽媽對孩子說：「兒子，咱們到姥姥家後去醫院輸液。」這孩子好像已經習慣了輸液似的，點了點頭。

我忍不住問孩子媽媽：「孩子沒有發燒，只是乾咳就去輸液，是去輸抗生素嗎？為什麼要輸液啊？」

孩子媽媽說：「他總是咳嗽，我著急呀，以前輸過幾次液，總沒去根。」我又忍不住勸道：「總是輸液對孩子不好，一方面抗生素對慢性咳嗽無效；另一方面抗生素會殺死腸道很多正常菌群，將來對孩子一生的健康都會產生不好的影響。還是要找原因啊。」

聊著天，我自己在心裡琢磨：沒有去根應該是一直沒有找到造成咳嗽的原因，慢性乾性咳嗽是呼吸道黏膜乾燥所致。從營養學的角度來說，就是呼吸道內膜的柱狀上皮萎縮，杯狀細胞分泌黏液不足，應該是磷脂、蛋白質、膽固醇這些細胞的結構成分不足以及維生素A攝入不足所致。我一問，果然如此。

孩子媽媽說：「我們家很少吃肉，我們也不吃內臟，他隨我們。」我又問：「你們吃雞蛋怎麼樣？孩子喝牛奶嗎？」

孩子說：「我不愛吃雞蛋，雞蛋有臭味。我愛喝可樂，不愛喝牛奶。」

我想了想，跟孩子媽媽說：「現在孩子才五歲，已經出現慢性氣管炎的問題，這與身體缺乏蛋白質、油脂、維生素、鈣等營養素有關。我們的氣管是結締組織，需要大量的蛋白質和維生素C，儘管孩子吃水果，可以補充維生素C。但是蛋白質不夠。呼吸道的上皮細胞更新很快，需要不斷地供應營養素。你們家孩子要多喝牛奶、吃豬肝，多吃各種肉類和魚類。孩子在長身體，吃的飯不能和大人一樣，否則會影響孩子一輩子的健康，這也叫輸在起跑線上。」

孩子的媽媽非常無奈地說：「孩子他不想吃，我們拿他簡直沒辦法啊。」其實媽媽最不應該在孩子面前說「他不想吃，我們沒辦法」這句話，越是當面說或者讓孩子聽見，越是鞏固這個觀念，孩子會越發覺得自己不喜歡這個，不喜歡那個。媽媽以為是愛，實際上有可能是害了孩子。

其實很多營養攝入都是有窗口期的，孩子的營養攝入比例會隨著年齡的增長不斷變化。

0～6個月，脂肪在營養素中所占比例最高，達到47%，幾乎占了一半。隨著年齡的增加，脂肪比例逐漸降低，到了4歲，與成年人的比例相當，占總能量的25%～30%。這個量不能再降低，否則會影響大腦發育和脂溶性維生素的攝入。

0～6個月的孩子只喝母乳、牛奶或者配方奶，不吃糧食和蔬菜，也能夠很快長大，說明母乳、牛奶和配方奶已經包含了人體需要的所有營養成分。

孩子6個月時，開始加輔食。第一個加的輔食就是雞蛋，雞蛋裡有磷脂、蛋白質和膽固醇，而且雞蛋富含的磷脂是卵磷脂，正好是大腦生長發育最好的原材料。以後孩子的輔食再逐漸增加糧食和蔬菜，慢慢過渡到普通飲食。在孩子成長發育的過程中，很多家長以孩子吃飽為原則，總拿饅頭、粥、麵條餵養孩子，卻忽略了最重要的，也是營養最全面的營養品：奶類和蛋類。

青春期營養不良最容易傷及大腦

孩子在生長發育期，細胞有絲分裂活躍，細胞總數在增加，相當於正在蓋高樓。雖然與成年人一樣每天會有細胞死亡，但是合成細胞的速度一定比細胞死掉的速度快，數量也多得多。因此，孩子吃飯時要特別注意多供應些與結構成分有關的營養素。

在這裡，給大家講一個我印象特別深刻的案例。

有一位14歲的女孩，經常突然在夜間全身抽搐、咬破舌頭，每次持續發作1～2分鐘，可她清醒後根本記不起來發生了什麼事情。她一個月要發作4～5次，醫院診斷為「癲癇大發作」，要吃抗癲癇藥。

因為我曾經在神經內科工作了20多年，當這個孩子和父親找到我時，我很清楚這個診斷沒有問題，用藥也很規範。但是現在我學了營養和健康管理，思路發生了變化，不想只是解決症狀，更希望找到源頭。

我問孩子的父親：「這個孩子以前沒有類似症狀，發育也還正常。最近有什麼特殊的事情沒有？比如月經狀況、學習壓力情況。」

這麼一問，提醒了孩子父親：「對，她來月經一年多了，發作是在來月經之後。學習壓力不大，不過現在喜歡看手機，手機不離手，有時候晚上很晚還在看。」我又詢問飲食情況，她父親說：「她什麼都吃，我們吃什麼她吃什麼。不過，她不喜歡吃肉。」

「那你們大人平時吃什麼？」我刨根問底。

「我們喜歡吃麵條、饅頭、炒菜。我和她媽媽經常吃肉，但是她說不好咀嚼，就是不吃。魚要挑刺，所以她也不吃。」

「你們家怎麼吃雞蛋？」這是我特別關心的問題。

孩子爸爸說：「我們只吃老家帶來的雞蛋，不買市場上的雞蛋。一年我們家大概能吃10斤雞蛋。」

10斤雞蛋什麼概念？1斤雞蛋大概是7個，10斤70個，三個人吃，一個人一年只吃20多個，相當於一個月不到2個。

我把最後的希望寄託在牛奶上面，孩子爸爸的話又讓我失望了：「我們家從來不買牛奶。早上喝各種粥，孩子現在特別喜歡喝飲料。」

我終於明白這個孩子為什麼會癲癇發作了。

女孩子從青春期開始，生長發育增快，同時有月經出現，每個月都會流失一些血液，之後需要儘快補充蛋白質、脂類、鐵、鈣、鎂等營養素。另外，這個孩子喜歡用手機，用手機會大量消耗維生素A和必需脂肪酸。但是這個孩子的飲食不是根據需要來改變，而是根據口味喜好來決定。大腦長時間缺乏營養素，造成大腦的神經結構出現問題，神經遞質也會出現紊亂，於是某些大腦細胞出現異常放電，導致癲癇發作。

我告訴她父親：「孩子必須補充動物蛋白，把甜食去掉，米飯、饅頭不能吃這麼多。你們當父母的要幹許多活，運動量大，但孩子運動很少，腦子和眼睛反而很辛苦，不能和你們吃的飯一樣。」

她父親聽取了我的意見，把糧食改成粗糧，每天讓孩子吃雞蛋、牛奶，多吃各種肉類。3年後，我又見到了這個姑娘，她的癲癇從原來一個月發作4～5次已經減到一年1～2次，更可喜的是她服用的抗癲癇藥從兩種減成了一種。

產婦飲食要清淡是個偽命題

膳食指南主要針對本國或者本地區居民的普遍營養問題，所以並不完全適合本國或本地區的所有居民。產婦的營養需求比一般人大，通常各個國家都會把這部分內容單獨提出來寫，所以大家千萬不要把一般人的飲食標準放在產婦身上。

有一天，有個朋友特別高興地告訴我他當父親了，孩子出生一個月了，同時他問了我一個問題：「夏大夫，我們家的月嫂告訴我們要少吃油、少吃肉，清淡飲食，這對嗎？」

我聽了之後怒火沖天，哪裡來的這樣的月嫂，騙錢不說，還坑害產婦和孩子。我告訴他：「這樣的月嫂趕緊辭了，產婦應該吃什麼都不懂，還幹什麼活？連沒有文化的農村大媽都懂，產婦剛剛生完孩子，身體虧損嚴重，要多補充高營養的食物，比如雞蛋、魚類、肉湯、肝臟。再說，孩子喝的奶是媽媽身體中濃縮的精華，母乳中的蛋白質質量很高，包括酪蛋白和乳白蛋白，脂肪含量比牛奶和羊奶都高，約占總能量的47%，還包含大量的脂溶性維生素（維生素A和維生素E）。如果產婦的飲食中沒有油脂和優質蛋白質，母乳中的這些營養成分從哪裡來？產婦的飲食是要補充兩個人的需求量的，所以產婦要比正常人多吃肉、蛋、奶、魚才對。」

我的朋友恍然大悟：「怪不得我老婆總說頭暈，一點力氣都沒有。前幾天去醫院檢查，醫生說她貧血。看來中國的傳統文化中講的坐月子要多吃雞蛋，多喝骨頭湯、魚湯和豬蹄湯還是有道理的。」

我點頭贊成，說：「這段時間給產婦補充高蛋白、高脂肪的飲食，一方面可以把生孩子過程中失去的血補回來；另一方面多補充營養，奶水的質量也會好。」

老年人吃好比吃飽更重要

老年人總體代謝水平下降，咀嚼能力降低，消化酶的分泌量減少，所以總覺得口乾、胃腸蠕動慢。但是老年人的營養需求與成年人差不多，膳食結構應按照成年人的方法計算，依然要做到食物多樣化，只是加工時注意做到好消化、好吸收、易咀嚼就可以了。

老年人吃飯最容易存在的一個問題就是，只求容易咀嚼，不求吃好，只管吃飽。一些人覺得自己的咀嚼能力差了，就天天喝粥、喝湯、吃麵條，要不就把菜煮很長時間。

特別提醒老年人們，在吃食物以前先看看吃的食物裡含有什麼營養素、有多少種，然後再想怎麼加工才好消化和吸收。

第一、要學會正確地喝粥。

粥是通過長時間加熱把米粒熬成糊精，雖然易消化吸收，但容易迅速升血糖。如果您血糖不高，又特別想喝粥，可以往粥裡加入多種食物，做成更有營養的食物，比如粗糧粥、瘦肉粥、豬肝粥等。而且一次要少喝，再增加一些蔬菜、肉類，這樣升糖力量會弱一些。

第二、吃肉並不是一件很困難的事情。

由於胃蛋白酶和胃酸的減少，老年人的消化系統對蛋白質的分解能力下降，但是身體每天都需要蛋白質。肌少症是老年人的常見病、多發病，老年人因為肌肉無力而摔倒致殘甚至致命的事情常常發生，延緩肌肉衰減對維持老年人的活動能力和健康狀況極為重要，所以老年人要努力補充蛋白質。

怎麼努力？把肉燉爛，每天吃些很好咀嚼的肉類。對北方人來講要多吃肉，少喝湯；還可以買肉餡，做成各種各樣的食物。雞蛋每天必須保證，另外要多喝牛奶、優酪乳或者奶酪，買奶粉喝也可以。

第三、三餐正常吃，加餐也很必要。

前文講到現在上班族流行加餐，能減輕以往正餐大量進食時腸胃的壓力，減輕胃腸道負擔，促進新陳代謝，減少體脂，有利於健康。其實，老年人也不要太遵守一日三餐的老習慣，要增加餐次，少吃多餐，把一天身體需求的營養通過嘴巴補進去。

病人飲食要側重糾偏

如果說我們的健康是一條康莊大道，那平衡膳食就是走在大路的中間道，但如果飲食不平衡，就如同走路朝一個方向偏，短時間內可能還在路上，時間長了，早晚會掉進兩邊的「溝」裡。為什麼說是兩邊的「溝」？一些人吃米麵和肉類很多，喝飲料，不愛吃菜，造成腹脹、便秘和肥胖，血壓高，血糖高，這屬於往左偏的一類；另外一類人怕多吃，不敢吃肉類，躲避油類，整天吃粗糧、吃蔬菜，屬於往右偏的一類。這兩類人都容易早早出現健康問題。

方向跑偏，就如生活中吸煙喝酒，或吃鹹菜吃麵條，短時間內看不出問題，甚至覺得很享受，但是在日積月累中會造成大問題。在每一天的跑偏中，不知不覺，人就會逐漸覺得不舒服，這就是人們常說的亞健康狀態。

亞健康的人去醫院檢查也沒什麼問題，但就是不舒服。這時候，就要好好審視自己的生活方式，趕緊糾正。我們在飲食上要看自己是否做到飲食攝入與輸出的平衡，缺什麼補什麼、缺多少補多少，把偏離的「航線」糾正過來，才能繼續在健康的大道上前行。

如果不去糾正，繼續偏下去，你會感覺更加不舒服，化驗結果開始出現問題，血壓開始升高，心率開始加快，於是你開始就醫，希望醫生把問題給你解決了。但是醫生也不知道你是怎麼走到這一步的，只好給一些藥物對症處理。

如果已經出現了疾病症狀，說明身體裡的營養「虧空」已經很嚴重了，靠普通人的膳食已經糾正不回來了，所以往往此時我們給的營養方案也很「偏」。

總的原則是把不良習慣去掉，然後把虧空不足的營養儘快地補回來。某些食物在一段時間內甚至要禁止吃。如高血壓患者，不許吃鹹菜、麵條，連湯都不許喝。同時，有些東西要狠補，要比正常人吃得還多，比如蔬菜要大量吃，還有牛奶，一般人每天喝300毫升，而患者每天要喝500毫升。除了飲食要經常調整，確診1～3個月的患者必須去複診，因為要觀察糾偏到什麼程度了。

我有一位高血壓患者，剛開始我不讓他吃麵條，不讓他喝湯，而是喝牛奶，多吃瘦肉、蔬菜、水果，讓他多運動。他執行得特別好，整體健康狀態越來越好，降壓藥從三種降到一種。

有一天，他突然可憐兮兮地問我：「特別想吃麵條，一點兒麵條都不能吃嗎？」

我一聽就樂了，我說：「以前你血壓控制不好，所以不讓你吃麵條、喝湯。現在你血壓達標了，人也經常運動，出汗比以前多了，可以吃一點兒麵條或者喝些湯，適度就好。」

工種不同，飲食有別

工作種類不同，所消耗的營養成分也不同，飲食當然也要有所調整。

前段時間我家裝修，第一部分是拆除工作。幾個工人掄著大錘子，背著水泥塊，汗流浹背。他們個個身材標準，不胖不瘦，並且肌肉發達。這些體力付出非常多的人就應該多吃麵條、紅燒肉和大饅頭，吃的菜也要鹹一些。

經過一個月的裝修改造，終於到了裝電燈的時候。我一邊看著我喜歡的電燈往牆上掛，一邊和這個電工聊天。他告訴我他血壓180/100毫米汞柱，間斷吃藥。

我趕緊囑咐他必須按時吃藥，如果不吃藥很有可能會出現腦出血或者腦梗塞，同時告訴他：「千萬別吃鹹菜，別吃麵條。」

他驚訝地瞪大眼睛：「我天天吃鹹菜，也天天吃麵條。我從小就吃這些。」

我問：「你們是裝修隊，你做電工，體力活兒多嗎？」

他說：「不多，比起瓦工我這是輕體力活。除了安裝電燈、佈線，其他力氣活沒有。」

所以呀，同是裝修隊的工人，付出的體力不同，吃的食物也不能一模一樣。

接觸電離輻射多的人員應保證充足的營養，尤其要注意優質蛋白質的攝入，如肉、蛋、奶；宜選富含必需脂肪酸和油酸的油脂，如亞麻籽油、魚油、葵花子油、大豆油、玉米油，這些營養素可降低對輻射損傷的敏感性；還要多吃蔬菜、水果。

經常運動的人和農民、建築工人等體力勞動者，能量消耗巨大，膳食方面要提供充足的能量，保證穀物攝入充足，適量增加紅肉等的攝入，如多吃牛肉等。另外，多吃魚類、雞蛋、乳製品等，有助於壯骨強筋，降低外力挫傷損害。

腦力工作者，比如文字編輯、程序編輯員等，長期在室內伏案工作或操作電腦，容易引起腦細胞疲勞，久而久之產生頭暈、失眠、記憶力下降等神經衰弱症狀。長時間靜坐工作，能量消耗少，易出現脂肪堆積。在飲食上，早餐絕對不能少，碳水化合物應選擇各類粗糧穀類，適當提高蛋白質比例，如奶、蛋、魚、瘦牛肉、蝦等；腦內需求最多的脂類為卵磷脂，因此要增加磷脂食物，如雞蛋、肝臟、大豆、花生仁、核桃、芝麻等；還要多吃蔬菜、水果。

長期面對電腦工作，要特別注意維生素A的補充，這對提高視力、防止眼睛乾澀有好處。而補充維生素A最好的方法是吃動物肝臟，另外也可以補充植物中的胡蘿蔔素。

另外，女性與男性的生理結構、飲食偏好、個人嗜好等方面的不同，對於營養素的需求量及需求種類也是不同的。

男性肌肉多，女性肌肉少，男性吃肉就得比女性多一點兒。

一些男性喜歡熬夜、吸煙、喝酒，導致體內多種維生素的需求增大，所以更應該多吃蔬菜、水果，多吃動物內臟，多吃堅果，多補充維生素A。

女士每個月有月經血的輸出，所以應該更多地補充些動物肝臟、血製品和有補鐵效果的植物性食物，比如豬肝、豬血、鴨血、芝麻、蘑菇、木耳、海帶、紫菜、桂圓等。補鐵同時補充維生素C，可以促進鐵吸收，所以要多吃水果。

男性精液裡含有大量的鋅，體內鋅不足，會影響精子的數量與品質，而維生素E、維生素A都對提升男性生殖能力非常有幫助。所以，男士應多攝入一些富含鋅、維生素E和維生素A的食物，如牡蠣、杏仁、榛子、胡桃、小麥胚芽、白蘿蔔和動物內臟等。

女性在備孕期、懷孕期以及哺乳期對營養素有更多的需求。比如葉酸對想要生孩子的女性尤其重要，如果在懷孕前3個月內缺乏葉酸，可引起胎兒神經管發育缺陷，導致畸形。所以準備懷孕的女性要多吃富含葉酸、鋅、鐵、鈣的食物，為孕早期胚胎正常發育打下堅實基礎。

女性要側重補充維生素C、維生素E、葉酸、維生素A、鐵、鈣等營養素。更年期、孕期和哺乳期時女性都需要更多的鈣，所以一定要多喝牛奶或者吃奶製品和雞蛋。

總之一句話，只有因時、因地、因人施膳，才能達到祛病延年的效果。

PART／04

我們到底應該怎麼吃

西方有句諺語叫作：You are what you eat，翻譯成中文就是：你是你吃出來的。按照一個人壽命70歲計算，人一輩子要吃8萬多頓飯，總計可達50～60噸重，能裝滿滿一車。同樣吃這麼多飯，為什麼東方人較西方人矮小？這一定是遺傳決定的嗎？

這幾年，我經常去加拿大，對這個問題有了許多新的體會。

加拿大是個移民國家，第一代華人多來自廣州、香港和臺灣，一般身高都不高，但是他們的子女，從小在那裡長大，身材比父母高很多，比國內同齡人也魁梧健壯很多。

為什麼血統沒變，遺傳基因沒變，身高卻變了？其中一個很重要的原因就是飲食結構不一樣了。

在歐美國家，孩子每天吃的蛋白質、脂類非常多，如第一章中我們強調的，蛋白質、脂類這些營養素是人體細胞的結構成分。而中國的傳統飲食以碳水化合物為主，碳水化合物為細胞提供的是什麼呢？能量。差別顯而易見。

在國外長大的華裔兒童，飲食結構基本上與歐美國家一致，日積月累帶來了身高的明顯改變；國內長大的孩子由於從小吃的飯還是父母習慣的飲食，當然下一代與上一代人身材相差不大。

「二戰」以前的日本人，身材都很矮小。「二戰」後，他們在美國影響之下，開始在飲食中大量增加牛奶、肉類，身材就逐漸高大起來。在日本小學裡，學生們有配食制度，非常注重正餐和加餐的飲食結構和營養。現在日本人的平均身高已經超過了中國人的平均身高。

所以大家千萬別小看這一頓飯：現在的你是過去每一餐的積累；未來的你能夠擁有什麼樣的健康狀態，由從今往後的每一餐決定。

從全中國營養調查綜合結果來看，有兩種典型現象在中國居民的飲食中普遍存在：

第一、營養不良。

這種情況主要集中在經濟落後地區。這些地區的孩子和大人一年中很少能吃上肉、雞蛋，更談不上牛奶，所以普遍較矮，抵抗力較差，容易患感染性疾病，腫瘤以胃癌和食道癌居多。然而近些年來在大城市也出現許多營養不良的人，包括老人、孩子和白領，經濟情況很好，但是孩子挑食，大人怕胖、怕膽固醇高，造成新一輪的營養不良。

第二、營養不平衡。

這種情況主要發生在經濟水平較好的地區。發生這種情況主要有兩種原因：一是不恰當的節食，肉類、內臟、雞蛋很少攝入，但是蔬菜、米麵一點不少；二是暴飲暴食，不懂得營養搭配，肉類、糖類、酒類攝入過多，蔬菜、水果攝入偏少，維生素、礦物質以及現在越來越受重視的膳食纖維欠缺。

在肥胖、高血壓、糖尿病、高脂血症日益高發的今天，飲食已經不僅是養生的問題，更是一個防病治病的方法。我們必須重視每一天的飲食，不僅要關注舌尖上的味道，更要關注舌尖上的科學。

肉蛋奶類：普遍吃得太少而不是過多

2015年，《中國居民營養與慢性病狀況報告》發佈了一組統計數字，中國成年男性的平均身高為1.71米，女性為1.58米，引起不少人質疑。

世界各國男性平均身高列表中，排在最前面的十個國家都是歐洲的。荷蘭人以1.82米的平均身高位居第一，韓國排在第24位，為1.73米，日本排在第29位，中國男性的平均身高在全世界排到了第32位。同樣是亞洲國家，韓國在我們前面，日本也在我們前面。

通常，人們認為經濟實力強的國家國民身體素質好，身高要高於經濟相對落後國家。然而2015年，中國GDP已經名列全球第二，身高卻和經濟並不發達的國家排在一起，經濟實力和平均身高完全不匹配，這是為什麼呢？一個非常重要的原因就在於身高主要與動物類食品關係密切。在中國的飲食結構裡，大多數地區的日常飲食以糧食和蔬菜為主，動物類食物吃得太少了，牛奶的攝入量更是在世界平均水平以下，這種飲食結構就直接導致了骨骼發育的原材料不夠。

一句話，我們的肉、蛋、奶等富含蛋白質、脂肪的食物不是吃得太多而是太少了。那到底如何吃動物類食物呢？

豬肉、雞肉和魚肉，哪個最有營養

肉的種類豐富，畜禽類、魚蝦類都算是肉類。

我們可以簡單地把肉的來源分成三大類：沒有腿的魚類、兩條腿的禽類和四條腿的畜類。

- 沒有腿的魚類：各種魚類、貝類，蝦和螃蟹儘管有很多腿，但是從營養成分上考慮可以列入沒有腿的行列。
- 兩條腿的禽類：雞、鴨、鵝等。
- 四條腿的畜類：牛、羊、豬等。

我們經常聽說，吃肉的原則是四條腿的不如兩條腿的，兩條腿的不如沒有腿的，這句話對不對呢？在我看來，這句話過於偏頗，而且這個聲音來自美國。美國人豬排、牛排、雞肉吃得很多，吃魚很少，因此他們國家提倡多吃沒有腿的魚類。

我們從營養素角度來具體分析一下：

從蛋白質含量來看，這三種肉類平起平坐，差別不大。

表4 動物類食物富含的微量元素對照

微量元素	含量豐富的食物
維生素 A	雞、鴨肉
硫胺素（維生素 B_1）	豬肉
核黃素（維生素 B_2）	鴨肉
維生素 E	雞肉、牛肉
鐵	牛肉含量最高，其次是羊肉、豬肉和鴨肉，魚類最低
鋅	貝類、牛肉

從氨基酸利用率來看，四條腿的畜類勝出。氨基酸是構成蛋白質的基本單位，同時還是組成大腦的重要物質。因為四條腿畜類的氨基酸比例更接近人體氨基酸比例，我們食用後利用率更高。

從脂肪含量來說，四條腿的畜類脂肪含量要多於兩條腿的禽類，沒有腿的魚類排在最後。

從脂肪質量上講，沒有腿的魚類勝出，因為魚類（尤其是深海魚類）體內主要含多元不飽和脂肪酸。

再看微量元素，那就各領風騷了。

綜上所述，每種肉食都有自己的優勢，沒有哪一種是全能冠軍，所以我們餐桌上的肉食要多樣化，四條腿的畜類、兩條腿的禽類和沒有腿的魚類都要吃。

豆類代替不了肉、蛋、奶、魚

雖然肉、蛋、奶、豆、魚都富含蛋白質，而且很多資料告訴我們豆類中的蛋白質含量要高於肉、蛋、奶、魚，但絕不能用豆類來代替肉、蛋、奶、魚。

因為如果要全面評判食物中的某種營養素，不僅要看其含量是否高，還要看攝入後是否能被人體吸收，最後還要看其能否被人體充分利用。因此吸收了不等於被利用，只有被細胞利用了，才能證明這個食物吃進去是有意義的。否則，吸收了不被利用，還需要從腎臟排出去，反而會加重器官的負擔，豆類就屬於這種情況。

我們前面說過，四條腿的畜類中氨基酸的比例與人體自身需要的氨基酸比例接近，越接近，利用率就越高。

而黃豆類的氨基酸利用率比較低，限制了整體利用。

《中國居民膳食指南》指出，建議每天可以吃25～50克豆類食物。可是有些人早上豆漿加各種雜豆粉，中午吃豆腐，晚上還要炒豆角、青椒炒干絲。這樣一天攝入的豆類食物太多，會對腎臟造成壓力，從而引發痛風，出現尿酸高和尿素高的症狀。

很多人偏愛豆類的一個原因是媒體宣傳常說大豆富含卵磷脂。人體中的大腦、骨髓、心臟、肺臟、肝臟和腎臟中都含有卵磷脂，卵磷脂具有保護肝臟、促進大腦發育、調節血脂、預防心腦血管疾病等多種功效，所以大家確實要努力多吃一些富含卵磷脂的食物。

含卵磷脂最高的食物有3種：蛋黃、動物肝臟和大豆。其中，大豆中卵磷脂含量占1.3%～2.1%，一個人每天大約需要1克卵磷脂，如果全部靠大豆獲取的話，一個人每天要吃100克大豆才行。而大豆及其製品每人每天的建議攝入量是30～50克，所以單靠吃大豆獲取足量的卵磷脂看來是不可行的。

雞蛋呢？每枚雞蛋裡約含有700毫克卵磷脂，小身材大密度，是不是吃雞蛋更現實呢？建議可以通過吃雞蛋來獲取卵磷脂。但需要注意一點，卵磷脂怕高溫，高於50℃就會喪失其功能。所以，做雞蛋時要注意時間不要太長，蛋黃剛一凝固就要關火。

另外，要強調一下，我並不是說黃豆類食物不能吃，而是說不要把這類食物神話。大豆中蛋白質含量是很多，而且超過了肉類和牛奶。但是，它的氨基酸比例與人體結構中的氨基酸匹配度要差一些，因此大家不要長期單吃，比如單獨喝豆漿，而是要與其他食物合在一起吃，這樣能彌補大豆的短板；而且也別指望吃點黃豆，就既能補充卵磷脂又能補充雌激素。

有一次，我和一些朋友在一起吃飯，有個女孩說：「大豆有大豆異黃酮，是植物雌激素，對於更年期女性有益，我經常勸我媽媽多吃一些。」

我就問她：「您父親是否一起吃豆製品？」她想了想：「對，我爸可愛吃了。」我樂了：「男人不僅吃黃豆，豆漿也喝吧，豆製品也吃吧。您什麼時候看到過男人喝了豆漿，吃了豆製品，鬍子沒了，乳房長出來了？」

所以，很多事情都要動腦想想，有些在實驗室裡的數據不能拿到現實生活中來，因為吃大豆要想出現預期效果，那要一次吃好幾千克，現實生活中是完全不可能的。

還有一種說法是豆製品吃多了會得腎結石，其實這不是謠傳，豆製品吃多了的確容易得腎結石。原因是大豆食品含草酸鹽和磷酸鹽較高，這兩種成分要從腎臟排出。

當尿液中草酸鈣的含量增多，達到飽和狀態時就會形成草酸鈣結晶。小的草酸鈣結晶可排出體外，但如果結晶沒能及時排出，加之尿液中草酸鈣長期處於飽和狀態，就會使結晶變大，形成草酸鈣結石。所以，豆製品的食用不能過量。

大豆蛋白質含量高，但其蛋白質利用率比較低，這說明從腸道吸收的大豆蛋白有很大一部分沒有被人體利用，分解代謝之後要從腎臟排出。正常情況下，這沒有問題，但是在腎臟已經出現問題時，排出受阻，很容易出現尿素高、尿酸高、肌酐高，所以腎病患者還是要少吃豆製品。

因為食品安全而不吃肉是因小失大

許多人不敢吃肉是因為擔心食品安全問題。比如有人會說：雞吃了飼料，飼料裡有抗生素；牛打了激素；魚生活在魚塘裡，飼料裡面有藥物添加等等。

食品安全的確是現在以及未來人們生活需要面臨的重要問題，但是不能因為存在這樣那樣的問題而放棄這一類食品。放棄意味著從這類食物獲得的營養素會不夠，長期拒絕這類食品會造成身體中某一類營養素虧空。我們不可能回到狩獵時代，帶著刀子、斧子、棒子，或者好一點的話帶著獵槍，去森林中打獵，然後現烤現吃，所以你只能選擇到市場上購買。在這種情況下，不吃意味著什麼呢？

我來說說我遇到的一個患者。

這位患者收進來的時候，60歲，腦梗塞，到醫院的時候已經奄奄一息，發高燒，肺部聽診裡面像是開了鍋，全是濕性囉音[1]。

這個患者以前沒有糖尿病，血壓平時比較低。她是個知識分子，看過一些書，也很喜歡看與養生相關的電視節目，尤其是牽涉食品安全的新聞更是關心。

聽多了，看多了，她開始不敢吃肉，說是有抗生素；不敢吃雞蛋，說是雞吃了有污染的飼料；每一次炒菜前都要把菜洗很多遍，再煮得爛一些，這樣心裡才踏實。要麼不吃，吃也都是破壞營養素的吃法，時間久了，缺乏營養，她的身體狀態也越來越差，經常到我們醫院看病，一病就輸抗生素或者吃抗生素。

[1] 濕性囉音是由於吸氣時，氣體通過呼吸道內的分泌物如滲出液、痰液、血液、黏液和膿液等，形成的水泡破裂所產生的聲音。

她這次發病是因為感染引起發燒，站起來的時候頭暈，導致摔倒而不省人事。究其原因還是由於血管中血液太少，血壓低，往大腦輸送的血不能送到腦組織，於是出現了腦血栓。

這樣一個身體營養儲備極差的患者僅僅依靠輸活血藥是不行的，而且已經不能採用脫水方法，為什麼？因為血壓只有80／50毫米汞柱，快要休克了。

接著做藥敏試驗，結果顯示幾乎對所有的抗生素都耐藥，這是她長期吃抗生素類藥物的結果。

怎麼辦？

我腦子裡不停地轉：此時要用生命支持的最基本方法，增加血容量，同時讓患者自己的抵抗力儘量發揮作用。

於是我們下鼻飼管，往胃裡注入全營養素，同時向靜脈裡補充一些營養素。

兩天以後，患者的血壓上來了，心率從120次／分降到90次／分。兩周之後，患者可以說話了，3周後轉到康復病房。

出院的時候，患者仍然保留著鼻飼管，因為她的吞咽能力依然很差，需要靠鼻飼餵養來保證一天所需的營養。

經過有效的救治，患者雖然脫離了生命危險，但還是留下了後遺症——左側偏癱，生活無法自理，後半輩子只能依靠家人的照顧。

所以大家千萬別因為食品安全問題，就完全捨棄肉類、蛋類，動物類食物和植物類食物都要吃。人體有自己的排毒能力，如果我們能做到不挑食不偏食，少食多餐，即便是吃進去一點有害物質，我們的身體也是能夠排出去一部分的。對身體來講，做任何選擇都要考慮風險收益，吃所獲得的好處比壞處要大得多，事關健康，不可因小失大。

如果一定要在食品安全隱患叢生的情況下，給大家一點如何選擇動物性食品的建議，我想大家應儘量選擇到安檢制度更加嚴格的正規大超市購買。如果在超市買包裝好的熟肉製品，最好買有品質保障的大廠家的。另外，一定看好保質日期。

搭配對了，吃肉皮才美容

我有一個朋友，經常做美容，臉上皮膚非常好。她事業心很強，工作壓力也很大，睡眠質量比較差，因此身體不是很好，經常感冒，消化功能差，還動不動關節疼痛。這些症狀提示，她生病的原因是蛋白質缺乏性營養不良。說得更明白一點，我們可以把這種情況比喻成一面糟糕的牆，表面用水泥抹平，好像很光鮮，實際上卻是豆腐渣工程。

我問過她平時的飲食，她告訴我，她一個星期吃3個雞蛋，偶爾喝些牛奶，基本不吃肉類（畜、禽、魚）。但有意思的是，她吃肉皮，她的理由是肉皮裡有膠原蛋白，可以美容。

說到蛋白質，我們一起來回顧一下三種蛋白質的分類。

人體中有多種氨基酸，這些氨基酸有多種組合方式，不同的組合能合成不同的蛋白質。

第一種，完全蛋白質。特點是食物含有的必需氨基酸種類齊全，數量充足，比例與人體需求基本吻合。單獨吃這類食物就可以維持成年人健康，促進兒童的正常生長發育。這類食物主要是動物蛋白質，如乳類、蛋類及瘦肉（畜類、禽類和魚類）。比如小嬰兒僅僅靠媽媽的母乳就可以健康成長，因為母乳裡的氨基酸與孩子的需求完全符合，在半歲以內母乳裡的氨基酸數量和種類都能滿足孩子的需求，但是半歲以後就不夠了，需要增加一些肉類、雞蛋類的輔食。

第二種，半完全蛋白質。所含的必需氨基酸種類不夠齊全，比例與人體需求不太符合。如果將半完全蛋白質在膳食中作為唯一的蛋白質來源，可以維持生命，但不能促進生長發育。比如單獨吃米、麵、馬鈴薯、堅果等，大家可以看到這些都屬於植物蛋白質。所以從小以糧食、蔬菜為主，很少吃動物類食物的人個子都比較矮，中國的南方人普遍就是這樣；而東北、內蒙古、新疆這些地區的人吃肉、蛋、奶多，所以這裡的人個子大多比較高大。

第三種，不完全蛋白質。食物中缺少很多必需氨基酸，把這類食物作為唯一的蛋白質來源，既不能維持生命，更不能促進生長發育。比如玉米、豌豆、肉皮、蹄筋中的蛋白質都屬於不完全蛋白質，單獨靠這些食物獲得蛋白質，生病是必然的。

說到這裡，我們可以看到，肉皮裡的膠原蛋白主要是第三種蛋白質，在臉上抹抹還可以，但是吃進去能不能到達皮膚就難說了。因為肉皮裡的氨基酸種類太少，並且大多數是非必需氨基酸，與人體需要的整體比例不相符。

所以，吃肉皮美容，是不是有些一廂情願了呢？

一個人吃飯是為自己的細胞吃的，細胞需要大量的氨基酸，如果吃進去的氨基酸與自己細胞需要的氨基酸比例相吻合，那麼浪費的氨基酸就少，利用率就高。所以我們不能僅僅看某一種食物中的氨基酸或者蛋白質總量，如果蛋白質數量高而質量不高，那麼剩餘的氨基酸要從肝臟代謝成為尿素，最後從腎臟排出，給肝臟和腎臟帶來壓力。因此醫生調理疾病時特別講究氨基酸比例，尤其是遇到患者腎臟有問題時，一方面要想辦法給患者的細胞送去營養，另一方面又不能給患者的腎臟造成壓力。

吃蛋白質的目的是獲取氨基酸，如果這個食物的氨基酸種類和比例與人體每天所需要的基本相同，這種蛋白質就是最好的。母乳就是這樣的蛋白質，可是只有小嬰兒可以有這個口福。

對大多數人來說，可以選擇雞蛋，因為在眾多食物中，雞蛋的必需氨基酸比例最接近人體的需要，所以能充分有效地被人體吸收利用，吸收後浪費的氨基酸很少。

不是每種食物都如雞蛋這麼好，比如糧食中蛋白質賴氨酸含量較低，然而豆類中蛋白質賴氨酸含量豐富。如果把糧食和豆類混合食用，正好相互彌補了氨基酸的不足，從而提高了蛋白質的營養價值，這種現象就是蛋白質互補作用。

貧血人群要特別注意肉食攝入

有一天，我在我的微信朋友圈裡看到一張化驗單，是位30多歲女性的血常規，其中血紅蛋白只有7克，同時紅細胞壓積、平均紅細胞體積、平均血紅蛋白濃度等顯示都是向下的箭頭，這些指標綜合起來可以診斷為典型的缺鐵性貧血。

我在下面留言：建議多吃畜禽類紅肉，還要吃肝和鴨血。

結果獲得了許多同行的認可。

為什麼？因為紅肉、肝臟、鴨血中含血紅蛋白鐵，吸收利用率高，可以有效補鐵。

在中國，不少女性都有貧血症狀，原因主要分為三個方面：

第一、眾所周知的月經問題，出血越多，失去的血紅蛋白和鐵就越多。

第二、許多女性總以為吃肉會導致肥胖，總想通過吃素食來減肥，但是大多數這樣的人不但損害了健康，而且肥胖穩如泰山。

第三、女性生孩子的過程要損耗大量營養素，如果補充不足會引起營養不良。

其實補血不難，只要學會科學飲食，這些問題都好解決。

動物性食物不僅含鐵豐富，其吸收率也高，可達25%。而植物性食物中的鐵元素受食物中所含的植酸鹽、草酸鹽等的干擾，吸收率很低，僅僅為3%。

在所有食物當中，紅肉是鐵元素的重要來源，其中牛肉中鐵含量尤其豐富，每100克牛肉中鐵元素的含量為3.3毫克，是相同質量豬肉的2倍，也高於羊肉中的鐵含量。

值得一提的是，牛肉遇到番茄後，可以使牛肉中的鐵更好地被人體吸收，有效預防缺鐵性貧血。而且在燉牛肉時，加上些番茄，能幫助牛肉更快軟爛，兩者是很好的組合。

此外，鴨血也不錯，在開水裡煮一煮，撈出來，放點作料，既快捷又好咀嚼，不僅女性，老年人和小孩子都可以經常吃，預防貧血。

牛奶是一種近乎完美的食物

人體所需要的各種營養物質除了膳食纖維外，其他營養素都可以在牛奶中獲取。牛奶由近300種元素組成，其中含有多種豐富的人體所必需的營養元素，如蛋白質、脂肪、乳糖、維生素、鈣、磷等。

牛奶不僅營養組合完整，而且相當平衡。平衡與合理的營養組合，有利於機體的吸收利用。

牛奶中的乾物質占11%～13%，其餘的是水分。每100毫升的牛奶中，蛋白質占3.2克，脂肪占3.7克，碳水化合物占4.8克，鈣110～120毫克，磷93毫克，鐵0.2

毫克，維生素A39微克，維生素B10.04毫克，維生素B20.13毫克，維生素C1毫克，菸鹼酸0.2毫克。每100毫升牛奶，可提供的能量為69千卡。

特別是對孕婦而言，在懷孕期間需要大量的營養物質，這些物質都可以從牛奶中獲取。

此外，喝牛奶有保護消化系統的作用，同時還能夠有效地促進潰瘍病灶的癒合。這是因為牛奶中所含有的一些物質能夠中和胃酸，加強胃功能，特別是在胃炎的恢復以及治療上更具有一定特效。

而且，牛奶是補鈣最好的食物。每100克牛奶可提供110～120毫克鈣。對補鈣來說，吸收好尤其關鍵。如果一種食物含鈣量極高，但卻不能被人體吸收，吃再多也無濟於事。牛奶和奶製品不僅含鈣量高，進入人體後還便於吸收，因此是補鈣的最好食物。

同時，補鈣對於高血壓的治療是十分重要的。許多研究都顯示鈣的補充對於血壓平穩、降低中風的發病概率和心臟病發病概率都十分有益。

2015年，中國有個統計數據：中國奶類產量3800多萬噸，居世界第三位。進口乳品1800多萬噸，折合原料奶為1000多萬噸。看起來好像挺多的，但是人均年消費量是多少呢？是34千克。

同年，世界相關組織發佈了有關奶類消費的統計數據：美國年人均乳品消費258千克，俄羅斯是172千克，南美的巴西也超過了我們，年人均119千克，而咱們只有34千克。中國年人均乳品消費量僅為世界平均水平的1／3，飲食習慣相近的日本和韓國，人均乳品消費量是中國的1．9～2．3倍。

牛奶是更年期女性最好的靜心藥

說到更年期，很多女性都望而生畏。實際上，有些人更年期不知不覺就度過了，有些人卻度日如年，這是為什麼呢？

我曾經診斷過一位49歲的女患者。她告訴我，自己心悸氣短，出虛汗，一陣一陣潮熱，睡眠質量不好，脾氣平時還可以，但是一陣心煩上來，就要跑到外面狂走一陣。很明顯，這是更年期綜合征。她很想知道有沒有食療的辦法來度過更年期。

我們給她做營養調查時發現，這個患者的飲食問題很大：每天早上喝粥，再吃點主食，喜歡吃蔬菜、水果，不愛吃肉食，從不喝牛奶，雞蛋也是想起來才吃一個。

我勸患者把早晨的粥改成喝牛奶，可是患者說：「不是喝多了牛奶不好嗎？人家說牛奶喝多了容易得乳腺癌、結腸癌……」

我問她：「你是中國人，還是美國人？」

她很奇怪地看著我：「中國人呀。」

我告訴她：「你說的牛奶喝多了不好是《美國居民膳食指南》的建議，因為許多美國人把牛奶當水喝。為了控制喝牛奶的量，美國專家建議一個人一天喝牛奶720毫升，而且美國指南裡還要求他們國家的人儘量喝脫脂奶。咱們是中國人，吃的是中國飯。在醫療上有很多指南來自美國，但是只有一條指南我們不能照搬，那就是營養方面的指南。因為在飲食習慣上，兩個國家差異太大，所以千萬不要搞錯。

患者總算舒了口氣，說：「我很想喝，就是怕。那麼我應該喝多少呢？」我給出的飲食建議是一天喝500毫升牛奶。對於更年期的人，而且身體中已經很虧空的人，當然要比正常人喝得更多。500毫升的量可以用優酪乳代替，也可以吃奶酪，而且每天必須曬半小時到一小時太陽，一天吃肉類食物（畜禽類＋魚類）100～150克，每天吃1～2個雞蛋。

我指了指我旁邊的護士，她54歲，基本上更年期已經結束，但是沒有出現心悸、出虛汗、心煩意亂的症狀。

這位患者露出非常驚訝的神情，說：「學營養的人就是身體好，顯得很年輕，是怎麼做到的？」

護士笑了：「剛才夏主任講給您的建議我都做到了。」

更年期的女性由於雌激素的減退，短期內身體中的鈣大量流失。缺鈣早期會出現心悸、出虛汗、睡眠障礙，嚴重者情緒不穩定，脾氣暴躁，影響家庭和睦也影響工作，還容易引起高血壓。如果等到稍微受點外力就出現骨折的時候才明白是缺鈣，那個時候就太晚了。因此，更年期女性要特別注意身體是否缺鈣，注意在飲食上補充。那麼，更年期的時候在營養方面應該注意些什麼呢？

第一、補足蛋白質。蛋白質是生命的物質基礎，而且鈣與之結合容易吸收和利用。

第二、補足牛奶或者奶製品。牛奶是補鈣最好的方法，不僅含鈣量高，還非常易於被人體吸收。更年期女性的需求量要比一般人多一些，尤其是有症狀的人，要注意補足奶製品，優酪乳、奶酪都可以。

第三、必須曬太陽。最好每天在一個小時以上，如果平時沒空，週末就到戶外活動時間長一些。

乳糖不耐受人群也可以喝牛奶

有些人喝牛奶後會出現腹脹、腹痛，這是乳糖不耐症的表現，是因為身體裡缺少乳糖酶。有人會理解為，這是對牛奶過敏嗎？並不是，乳糖不耐受不是疾病，也不能算對牛奶過敏。

牛奶裡的乳糖通常是這樣消化分解的：牛奶裡的乳糖進入小腸後，在乳糖酶的作用下分解為葡萄糖和半乳糖，然後吸收到門靜脈中供人體利用。乳糖不僅可以提供能量，還可以促進人體吸收鈣。

人在兒時一般都不太會缺乳糖酶，一個嬰兒每天可消化乳糖30～40克。但隨著年齡增長和長期不飲用牛奶，體內的乳糖酶含量和活性就會逐漸下降乃至衰亡。

據調查，東方人乳糖不耐受的比率比較高，原因很多，主要有以下兩點：

第一、可能與遺傳有關，乳糖酶基因表達不足。

第二、長期沒有接觸牛奶。一個孩子出生後喝母乳，母乳裡也有乳糖，那時候孩子可以耐受，而且大多數家庭在母乳不足時給孩子喝牛奶，也可以耐受。中國的傳統習慣是斷奶之後不再接觸牛奶及奶製品，早晨習慣喝粥。長時間不接觸乳糖，慢慢地，腸道乳糖酶的活性就會降低。

如果乳糖不耐受，怎麼辦？

先瞭解一下奶類和奶製品，同時關注一下裡面有沒有乳糖。

常見的奶類有牛奶、羊奶、馬奶等鮮奶。將鮮奶進一步加工，可製成各種奶製品，如奶粉、優酪乳、煉乳、奶酪等。

奶粉是液態奶經消毒、濃縮、乾燥處理而成的，其中對熱不穩定的營養素略有損失，奶粉中的蛋白質較易被人消化吸收。奶粉儲存期較長，食用方便，但是奶粉裡面有乳糖。

優酪乳易於被人體消化吸收，乳糖被分解形成乳酸，這樣優酪乳中的乳糖就消失了，其他營養成分基本沒有變化。因此優酪乳更適宜於乳糖不耐受者、消化不良的患者、老年人和兒童等食用。

奶酪又稱乾酪，是在原料乳中加入適量的乳酸菌發酵劑或凝乳酶，使蛋白質發生凝固，並加鹽、壓榨排除乳清之後的產品。製作1千克奶酪大約需要10千克牛乳。奶酪含有豐富的營養成分，奶酪中的蛋白質、脂肪、鈣、維生素A和維生素B_2是鮮奶的7～8倍。在奶酪生產過程中，大多數乳糖隨乳清排出，餘下的也都通過發酵作用生成了乳酸，因此奶酪非常適合乳糖不耐受的人群。

簡單來說，乳糖不耐受人群可以這樣做：

第一、選用低乳糖或脫乳糖的奶產品飲用。

第二、選用優酪乳或奶酪。

第三、脫敏療法。喝牛奶的時候遵循由少到多、從疏到密的原則逐漸增加飲奶量，逐漸適應。儘量不空腹喝奶，如果要喝牛奶，就放到餐後。

日本人也是亞洲人，牛奶的消費量遠遠大於中國，所以從小到大持續性喝牛奶是可以減少乳糖不耐受問題的。

糧食：中國傳統飲食過於注重主食

前面說中國人肉蛋奶吃得少，吃的種類不夠豐富，數量不夠多，那中國人什麼東西吃得多？糧食，也就是碳水化合物，老百姓常將這類食物稱為主食。

在我們的傳統飲食結構中，糧食扮演著非常重要的角色。畢竟中國是農業大國，祖祖輩輩都是農民，面朝黃土背朝天，即便是城裡的工人，也是以體力勞動為主。所以中國人歷來喜歡糧食，動不動就說：「不吃主食怎麼能有勁兒呢？」

因為碳水化合物對人體的意義在於提供能量，維持人日常的生命活動，越是從事消耗能量大的活動，越是要多吃碳水化合物。

但是現代人的生活方式已經發生了很大的變化，大多數人每天的活動量不大，消耗能量有限，如果攝入過多的碳水化合物，就會處於一種能量過剩的狀態。

多餘的能量去哪兒了？人體是不會浪費的，都轉變成脂肪儲存起來了，以供需要時隨時動員。於是脂肪越堆越多，最終在腰圍上顯山露水。

到底該吃多少糧食

在中國人的飲食中，碳水化合物類食物能提供總能量的50%～70%，而在前面說過的地中海式飲食中，碳水化合物類食物所提供的能量僅占總能量的25%左右。這說明與更為先進的飲食結構相比，中國人吃的碳水化合物太多了，得壓一壓。

另外，碳水化合物究竟應該吃多少，還有幾個重要的參考指標：

第一、看體力。體力付出越多，吃得越多。

第二、看體重。肥胖者一定要減少主食。

第三、看腰圍和腰臀比[1]。如果男性腰圍大於90釐米，女性大於80釐米，或者腰臀比男性大於0.9，女性大於0.8，那麼，也要相應減少主食。

第四、看性別。男性的基礎代謝大於女性，所以主食的需求量也會大於女性。

接下來，我們仔細分析一下地中海式飲食中的主食種類。

地中海地區在糧食的選擇上主要是馬鈴薯和玉米，有時還有南瓜、紅薯和全麥麵包。他們不喝粥，不吃米飯，當然也沒有饅頭。

那馬鈴薯、玉米、紅薯這些根莖類的主食有什麼特點呢？

大家如果把馬鈴薯、紅薯放置在水裡，幾天之後會發出芽來；糙米放置3個月會長出蟲子；春天把玉米粒扔到地裡會長出老玉米，說明這些食物都是有生命的。

[1] 腰臀比是腰圍和臀圍的比值，是判定中心性肥胖的重要指標。

而如果大家把米飯、饅頭放置幾天，會發現什麼?長出來的是黴菌。

說到這兒，要講講我在臨床上遇到過的一位患者。

這位患者是女性，比較胖，血糖稍高。她找到我的時候，一方面想減肥，另一方面也想通過飲食把血糖值調到正常。

我在診療時有個習慣，必須把所有可能出現的問題從頭到尾都問一下。

當問她月經是否正常時，她告訴我，她有黴菌性陰道炎。

此時，我已經猜測到，她的飲食中一定是米和麵偏多。

飲食調查證實了我的推斷：她特別喜歡吃米和麵，一天能吃到7～8兩（350～400克）；蔬菜很少，一天只有100～200克；不愛吃水果，肉類一天50克，雞蛋兩天1個。

患者有點不明白：「黴菌性陰道炎跟我的飲食也有關係?」我問她：「米飯和饅頭放置時間長了後，上面長什麼?」

「黴菌呀。」

「吃進去的米麵消化成葡萄糖後進入血液，你吃得過多，身體中有大量葡萄糖，血糖就一直較高。正常人身體中有葡萄糖、維生素、蛋白質等營養素，它們之間是平衡的，所以身體中不長黴菌。但是，如果其他營養素都不夠，只有葡萄糖過量，就為黴菌滋生創造了條件，再加上陰道環境陰濕，就容易出現黴菌性陰道炎。」

患者很高興，說：「真沒想到今天來諮詢，還能把這個難言之隱給弄明白了，回去要好好調整飲食。」

這個案例並不是說米和麵不能吃，關鍵是主食不能總盯著米和麵，還有許多可以當主食的碳水化合物。

- 全穀類食物：糙米、用糙米做的食物；全麥做的各種食物，比如全麥麵包、全麥點心等。
- 豆類食物：芸豆、綠豆、赤小豆等。
- 薯類食物：紅薯、芋頭、魔芋等。
- 含澱粉多的根莖類食物：蓮藕、山藥、馬鈴薯等。
- 水果類食物：南方、北方的各種水果，裡面的果糖也是碳水化合物。

這些食物都可以和米、麵做交換。

在我們的傳統觀念裡，大家總認為主食就是米、麵，還有包子、餛飩、餃子等，但其實並不以主食的面目出現的那些含澱粉的食物，也應該計算到主食量中，如：

- 勾芡用的芡粉。勾芡用的芡粉其實就是澱粉。
- 粉條、粉絲。比如有一個菜叫作螞蟻上樹，是用粉絲加上肉末，也算作主食。
- 米皮。用來做東北拉皮和陝西涼皮的食材，都是澱粉。

- 馬鈴薯絲。馬鈴薯已經被認定是較好的主食之一。
- 山藥。有些菜品裡有山藥，比如大家聚餐時常點的一道餐前涼菜叫藍莓山藥泥，這裡面的山藥應該算作主食。
- 各種小吃。許多小吃都是用澱粉做的，比如北京的炸灌腸、糖耳朵、驢打滾等。還有很多，在這裡不再一一列舉。大家吃飯時要盯住那些表面上是菜，實際上是澱粉的食物，這些都是隱性主食，也許你的胖和血糖高都與這些隱性主食有關。

喝粥其實不養胃

中國人歷來非常講究喝粥。缺衣少糧時喝粥，那是不得已而為之，因為糧食不夠。現代人還喝粥，是為什麼呢？有人說好消化，養胃。我並不認同這句話。

過去經濟不發達，大多數人都過著饑寒交迫的生活，胃腸功能都不太好，吃不到肉不說，即便是吃糧食也是粗糧。因為那時候食品加工業還很落後，吃的米基本上是糙米，不好消化，所以在鍋裡熬煮時間長一些，成為糊糊狀，能夠更好消化食物。如果粥裡再放點赤小豆、薏仁米、高粱等食物，那麼營養價值肯定會高，但是這些五穀雜糧也不好消化，所以還要熬煮時間長才行。

米熬成粥的確減少了胃腸道消化的負擔，但是不等於養胃。什麼是營養？「營」的含義是「謀求」，「養」的含義是「養生」，「營養」就是「謀求養生」。

養生是中國傳統醫學使用的術語，指保養、調養、頤養生命。用現代科學語言具體描述「營養」可以說：營養是機體攝取食物，經過消化、吸收、代謝和排泄，利用食物中的營養素和其他對身體有益的成分構建組織器官，調節各種生理功能，維持正常生長、發育和防病保健的過程。也就是說食物消化吸收了，目的是來構建身體結構，讓機體的生理功能保持更加良好的狀態，從而達到防病治病的目的。

粥在鍋裡熬得爛爛的，的確減輕了人體胃腸道的消化負擔，但這不是目的，目的應該是修復人體、恢復人體健康。

大家都知道用進廢退的道理。長期喝粥，胃腸道的消化功能也會慢慢退化，於是永遠要喝粥，不然消化不了。這麼吃的結果並沒有促進消化的過程，也沒有達到更好的養生效果。所以大家不要總停留在「熬」上，看看食物到底給自己的身體帶來了什麼。

過去熬粥熬的是五穀雜糧，是全麥食品，而現在大多數人熬的是細糧。細糧熬成粥吸收得特別快，容易造成血糖波動。臨床上調查糖尿病患者，十有八九愛喝粥。

當然，粥適合患者喝。我們在醫院裡常常給患者熬粥，比如患者發高燒，消化能力差，不想吃東西，我們通過「熬煮」的方法，把小米、薏米熬成粥給患者喝；待病情稍微好轉，我們再增加一些雞蛋羹、蔬菜泥；再好一點兒，變成麵片、餛飩、包子等軟食，最後變成普食。

正常人就不要總把自己的飲食弄成患者飲食。

我去山東比較多，發現山東人早晨特別愛喝粥，中午或者晚上要吃一次麵條，就是兩頓都吃麵條也不嫌煩，而且在正餐最後一定要上一碗麵條來壓軸。

我問他們為什麼這麼喜歡麵條和粥，他們很自豪地說：「這是我們這裡的傳統習慣。」我只好耐心地跟他們講：「過去的山東是農業大省，很窮。曾經很多人闖關東，那是不得已，背井離鄉，只為不被餓死。如果每天能喝上粥、吃上麵條，在那時就很幸福了。現在老百姓生活環境變了，還堅持過去的飲食習慣，高血壓、糖尿病就都跟著來了。這種飲食不平衡如果不改變，慢病會越來越多。」

時代變了，生活方式變了，飲食習慣的老傳統也要去其糟粕，取其精華，跟上時代發展的步伐。

肥胖人群要自查主食攝入

關於肥胖這個問題，很多人都覺得是吃肉、魚、奶導致的，很少考慮到主食的問題。其實，從每種營養素在人體內的轉化過程這個角度來思考一下，就很清晰了。

食物中的脂肪和蛋白質在人體內轉化為細胞的結構成分，而碳水化合物呢？直接轉化為能量成分，過多的部分就會以脂肪的形式存起來。

很多人看到這兒肯定要納悶了，碳水化合物進入人體後，怎麼就變成脂肪了呢？

碳水化合物進入人體後，分解變成葡萄糖。葡萄糖經過胃腸道黏膜吸收後進入肝臟，在肝臟內被磷酸化（生成「葡萄糖－6－磷酸」），這樣的葡萄糖就不能再逸出肝細胞），「固定」在肝細胞內接受進一步處理，形成三部分能量：一部分葡萄糖肝臟留下來為自己的細胞提供能量；另一部分葡萄糖在肝細胞胞液中合成糖原，給肝臟自己和人體其他器官留下一些儲存以備隨時調用，尤其在空腹時調動出來調節血糖；最後一部分葡萄糖合成脂肪（三酸甘油酯），以極低密度脂蛋白（VLDL）的形式輸出到血液中，並運至脂肪組織儲存。

走最後一條路的葡萄糖非常多，在理論上可以是無限多。也就是說，不論你吃多少碳水化合物（消化吸收為葡萄糖），前兩種途徑的葡萄糖用量滿足後，其餘都可以用於合成脂肪。我們可以看到很多胖人胖得出奇，甚至躺在床上不能下地，仔細看看他們的飲食，往往是麵包、飲料攝入太多。

我們抽血化驗中有一項是「三酸甘油酯」，這項指標測量的就是這些移動中的脂肪，代表了葡萄糖轉化成脂肪的狀態，而並不是我們通常以為吃大魚大肉的結果。

此外，葡萄糖不僅能提供合成脂肪的幾乎全部原料，還能增強各種合成脂肪有關的酶活性，使脂肪合成增加。

所以，你吃的碳水化合物越多，合成的脂肪越多；主食吃得越多，人就會越胖。

糖尿病患者群要特別注意控制主食

中國現在是世界上的第一糖尿病大國，第二是哪個國家？印度。印度也是個喜歡主食的國家，最有名的是手抓飯和抛餅，也是精米、精麵做成的食物，這說明什麼呢？

糖尿病與主食關係最為密切。

有一次，一位糖尿病患者來看病，希望我們給他出個飲食方子。我們先調查了一下他的病史和飲食習慣，一起來看看他的飲食習慣。

- 早上：粥1碗＋鹹菜，包子2個；
- 中午：米飯2兩＋蔬菜炒肉；
- 下午：蘋果1個；
- 晚上：麵條2碗；
- 睡前：無糖點心1塊。

再瞭解一下他的蔬菜攝入情況：馬鈴薯是他的最愛（他一直把馬鈴薯當蔬菜），每週吃一次豬肉燉粉條。當我們告訴他粉條也是碳水化合物時，他驚訝得眼鏡都快掉下來了，也就是說他每次要吃一大碗碳水化合物加上二兩米飯。

從他的飲食習慣就可以看出，這位患者得糖尿病和他的飲食習慣息息相關。

早上的粥、包子都是碳水化合物，中午的2兩米飯、晚上的2碗麵條、睡前的點心都是碳水化合物，還有下午的水果也可以換算成碳水化合物，所有食物加起來，他一天吃了7～8兩（350～400克）碳水化合物。他的個子不高，也就160釐米，而且不運動，過多的能量無法代謝，分解後成為葡萄糖，從而造成血糖增高。

所以糖尿病患者一定要特別注意自己的主食量，不要忽略隱性主食以及可以和糧食互換的水果等食物，堅持自查，正視問題根源，才能從源頭上解決自己身體出現的問題。

食用油：聞油色變的我們往往忽視了油的質量

一提到食用油，大家就有點兒鬧不清了，有人說油裡都是脂肪，應該少吃；有人說橄欖油是最好的，吃什麼都不如吃橄欖油；還有人說不飽和脂肪酸很好，食用油應該多樣化……那到底哪種說法對呢？

油不怕多，只怕比例不當

一提油，大家就想到脂肪，覺得這絕對要繞著走，不然高血壓、高血脂不都來了？

在前面說到食物和人類進化的關係時，大家已經能夠感受到脂肪的重要性，所以，脂肪必須吃，不能一味怕油多。脂肪的數量是指在能量營養素中所占的比例，讓人體產生能量的營養素是碳水化合物（糖類）、脂肪和蛋白質，而為細胞提供結構的磷脂、膽固醇無不來源於脂肪，絕對不可或缺。

「少吃油，尤其是飽和脂肪酸不能吃，吃脂肪多容易得心腦血管病……」這種論調，我們是不是經常聽到？看起來說得很有道理，但是我一說論點的來源，大家就知道問題出在哪裡了。

這個論點其實來自《美國居民膳食指南》。

我們前面說到了，每個國家的膳食指南都是針對自己國家居民的飲食習慣制定的。美國人的飲食習慣中，脂肪平均占總能量的34%左右，攝入飽和脂肪酸太多，比如牛排、豬排、雞肉、牛奶、奶酪和奶油等食物。而地中海式飲食中脂肪比例占到35%左右，但是主要是單元不飽和脂肪酸和多元不飽和脂肪酸。美國希望向地中海式飲食學習，才提出要減少飽和脂肪酸，增加魚類、蔬菜和水果。

我們吃的是中餐，長著中國胃，我們是以糧食、蔬菜為主的國家，傳統飲食中肉類、雞蛋都不多，在吃多少油的問題上不要顧慮太多，真正要操心的是油的質量。

好油、高質量油的標準是什麼？是不是買貴的質量就好？是不是橄欖油就比花生油好呢？不是，油的質量說的是油裡面的脂肪比例。

大家經常在電視廣告上聽到的一個詞是1：1：1，意思是飽和脂肪酸、單元不飽和脂肪酸和多元不飽和脂肪酸之間的比例是1：1：1。

現在這三者之間更加推薦的比例是3：4：3，也就是說單元不飽和脂肪酸要比另外兩種脂肪酸稍微多一點兒，為什麼呢？

這些年大量的流行病調查發現，地中海地區居民患心腦血管疾病的比率較低。在調查飲食特點時發現其中有兩個特點和脂肪相關：首先，他們魚吃得多。魚肉除了能提供優質蛋白質以外，還能提供脂肪，而且重點在於深海魚的多元不飽和脂肪酸含量很高。其次，地中海式飲食用的油是橄欖油。橄欖油的特點是單元不飽和脂肪酸含量高。

綜合這兩點可以看到，採用地中海式飲食的人攝入的油脂中，單元不飽和脂肪酸和多元不飽和脂肪酸都比較多。

同時，臨床實驗研究也證明，多元不飽和脂肪酸和單元不飽和脂肪酸對心血管是有益的。

我們再來看看這三種脂肪酸的主要來源：

- 飽和脂肪酸的主要來源為：動物油、椰子油和棕櫚油。
- 單元不飽和脂肪酸的主要來源為：茶籽油、橄欖油。
- 多元不飽和脂肪酸的主要來源為：玉米油、花生油、大豆油和海洋魚類。

我們通過表5可以詳細瞭解一下不同食物中各種脂肪酸的含量。

另外，還要注意多元不飽和脂肪酸中 ω－6脂肪酸與 ω－3脂肪酸之間的比例。美國人現在的飲食中，ω－6脂肪酸和 ω－3脂肪酸比例為15～20：1，中國現在暫時沒有這方面的調查結果。那多少合適呢？

表5 油類食物中脂肪酸的含量比例

油類	飽和脂肪酸（%）	單元不飽和脂肪酸（%）	多元不飽和脂肪酸（%）
豬油	43.2	47.9	8.9
牛油	61.8	34.0	4.8
羊油	57.3	36.1	5.3
豆油	15.9	24.7	58.4
花生油	18.5	40.0	38.3
玉米油	15.4	30.0	54.6
橄欖油	13.8	75.1	11.1
茶籽油	9.9	79.9	10.2
棕櫚油	43.4	44.4	12.1
椰子油	92.0	6.5	1.5

注：相關數據均引自化學工業出版社2012年出版的《食品營養學》。

還是回到我們人類幾百萬年的發展進程中來看。人類發展最快的階段是在距今2萬～1萬年前，飲食當中脂肪比例達到了40%左右，同時，ω－6脂肪酸與ω－3脂肪酸為1～2：1，所以增加ω－3系列的脂肪酸是保證身體健康的基本法則之一，也是各國膳食指南都在引導的方向。

不知從表5中大家是否發現，豬油裡飽和脂肪酸含量為43．2%，單元不飽和脂肪酸含量為47．9%，多元不飽和脂肪酸比牛油和羊油多。從這個方面來說，豬油的表現是很優秀的，沒有必要一說肥肉或者一說豬油就覺得一無是處。

再看植物油，大家都說橄欖油好，然而中國的茶籽油中單元不飽和脂肪酸比橄欖油還略高一些，多元不飽和脂肪酸含量也與其差距甚微。

大多數中國人吃油總量不算多，所以大家不必一天到晚想方設法地少油，重視一下我們用油的質量更重要，不要動不動談油色變。

對中國人來講，先要保證蛋白質和脂肪總的攝入量，再談選擇幾條腿的動物性食物；在保證脂肪總攝入量達標的前提下，再重視脂肪的比例，比如少吃肥肉，多吃一些單元不飽和脂肪酸多的油類。

另外，可以多吃些堅果。堅果裡也有非常好的單元不飽和脂肪酸，養腦又有飽腹感，還不容易升血糖。

平時還可以多吃魚，尤其是海魚，蛋白質質量好還好吸收，脂肪的質量更是優秀。但是，我看許多人都明白這個道理，就是很少去吃，說吃魚麻煩。其實只要想吃，自然會琢磨出快捷好吃的方法。

食用油：混混更健康

既然動物油、植物油各有千秋，那麼平時怎麼能把握好食用比例呢？

我和大家交流一些自己的小絕招：

第一、每天吃的油脂類食物占一天總能量的30％。

輕體力勞動者基本上等於標準體重的千分之一，也就是說175釐米的人，運動量不多，那麼吃的油是175－105＝70克。如果運動量大，那麼吃油的數量一定要增加。

第二、動物脂肪占一半，植物脂肪占一半。

也就是說，前面第一條中說到的身高175釐米的人每天吃的70克脂肪中，植物脂肪要占35克。植物脂肪主要來自兩個方面，一個是做菜的各種植物油，另一個就是很多人都會忽略的堅果。

第三、動物油從魚類、畜禽肉類、雞蛋、牛奶（全脂）、內臟裡面來。肥肉可以吃，尤其是體力勞動者。

第四、植物油可以採取混合50％富含單元不飽和脂肪酸的植物油＋50％富含多元不飽和脂肪酸的植物油。

比如拿一個油壺，裡面倒進去一半茶籽油，再倒進去一半玉米油，混合使用。

講明白生活中一些用油的小絕招，大家可能還有一個疑問就是油炸食品可以吃嗎？總的來講，中國人吃油炸食品並不多，可總有宣傳把油說得跟洪水猛獸似的，鬧得好多老百姓天天水煮蔬菜，或者根本不吃油，進而造成了更大的健康問題。

我的觀點是，吃油炸食品這樣的美味，是人生的一大享受，找對方法是可以吃的，但吃的時候要注意以下幾個問題：

第一、控制吃的頻率。別天天吃，一兩周吃一次還是可以的。

第二、別一次吃太多。

第三、別吃糊的。如果炸糊了，把表面上黑焦的部分去掉，減少致癌物。

第四、油不要反反覆覆地用。如果今天用油炸東西，剩下油了，第二天炒菜可以用，並應在較短時間內很快用光，不要保留太久。

蔬菜：太多人不清楚什麼是菜

中國人蔬菜攝入量很大，與地中海式飲食相比，一點也不遜色。尤其是南方人，幾乎每頓飯都會有蔬菜。

這一點是有數據支持的，統計顯示中國人年均消費蔬菜270千克，美國為127千克，日本為104千克，俄國為114千克，印度為68千克。

看到這裡，大家是不是覺得吃蔬菜這件事我們就沒有什麼問題了？從我多年的臨床經驗來說，還真不是，要把蔬菜吃對吃好，我們要注意的問題還有很多。

蔬菜營養藏在顏色、部位和時令裡

蔬菜中含有豐富的維生素，如維生素C、胡蘿蔔素和維生素B_2等，而且還是膳食纖維的主要來源，對減肥、降低血糖等非常重要，尤其對防止結腸癌的發生有顯著的意義。吃蔬菜是很有學問的。

第一、看顏色。

科學家發現，蔬菜營養價值的高低與顏色有著密切的聯繫。不同蔬菜，顏色不同，即使同一種蔬菜，顏色也會有深淺之分，這些差異導致營養價值也會有差別。

顏色深的蔬菜營養價值較高，顏色淺的蔬菜營養價值較低。將蔬菜顏色按照營養價值從高到低排列為：綠色>紫色>黃色>紅色>白色。綠色的蔬菜營養價值最高，比如綠花椰的營養成分是白花菜的88倍。

第二、看部位。

部位不同，營養素的含量也有高低。蔬菜有根、莖、葉、花、果實，同一種蔬菜不同部位的營養素含量也不同。例如，根由於要吸收土壤中的各種營養素來維持自己的生長，所以根的營養素含量相對較高。大部分蔬菜的根不能食用，但靠近根部的莖的下端營養素含量很豐富，如蓮藕等根莖類食物的營養價值就比糧食的營養價值高。

葉是植物進行光合作用的場所，所以葉的營養價值也很高，比如芹菜葉的胡蘿蔔素含量是芹菜莖的6倍。

第三、看時令。

時令不同，品質也會有所區別。蔬菜的品質與環境有密切的關係，比如氣候、溫度、土壤、水分等。高科技溫室栽培、大棚蔬菜與時令蔬菜相比，往往外觀好看、體積較大，但味道和營養卻不如露天栽培的時令蔬菜。

比如冬天溫室裡的黃瓜，看上去又綠又嫩，非常可愛，但味道和營養都不如夏季日光下的黃瓜。同在室外，提早種植的蔬菜在營養價值上也不同於時令蔬菜。所以說，反季節蔬菜可以調劑人們的口味，但想要增加營養還應多吃時令蔬菜。

第四、看新鮮程度。

這些年由於冰箱的普遍使用，大多數人都會多買幾天菜放在冰箱裡，可能放三五天。即便是在超市里買的蔬菜，也有可能已經在冷庫中儲存了一段時間，所以要吃到新鮮的蔬菜已經不太容易。不管怎樣，還是買來了儘快吃完，不要等蔬菜不新鮮了，甚至已經開始腐敗了再吃，對身體健康不好。

比如青豆冷藏一周後，維生素C減少77%，細菌大量滋生，亞硝酸鹽的含量明顯增加。但是冷凍蔬菜的效果與冷藏蔬菜截然不同，由於蔬菜是快速冷凍，長期保持在-18℃左右的低溫，實驗證明冷凍蔬菜與新鮮蔬菜的營養價值差不多，於是一些人在夏季、秋季蔬菜供應高峰期時冷凍蔬菜。但是冷凍蔬菜的口感遠遠沒有新鮮蔬菜好，而且有些蔬菜一旦被冷凍，不但會喪失營養價值，還會產生有毒物質。比如白菜，受凍以後亞硝酸鹽和硝酸鹽的含量會明顯上升。還有一些葉子菜，如小白菜、油麥菜、芥藍等也不適合冷凍保存。通常，很多綠葉蔬菜都不適合冷凍，而含糖分多，表皮較硬、較厚實的蔬菜如豌豆、豆角、青椒等蔬菜比較適合冷凍。

第一、要注意吃蔬菜的量。

每人每天要吃1斤（500克）左右的蔬菜，深色蔬菜占一半。有些蔬菜表面上是綠色、紫色的，但是裡面卻是白色的，這種不能算深色蔬菜，比如黃瓜、茄子、冬瓜等。

第二、要注意蔬菜的種類。

各種蔬菜都要吃，不要偏食。

第三、要儘量吃生一些的蔬菜。蔬菜在烹飪過程中很多營養素會被破壞流失掉，所以吃生的蔬菜是保證儘量攝入蔬菜當中營養素最好的辦法。有一些怕熱的維生素，一旦碰到高溫它就分解了，失去了營養價值。還有一些水溶性維生素，在烹飪過程中被水稀釋沖走了，並沒有吃下去。

當然生吃蔬菜有一個問題，那就是可能有一定的衛生風險，可能吃下寄生蟲或者病菌。這屬於衛生的問題，不屬於營養的問題。我們說儘量生吃蔬菜是從營養角度來說的。如果擔心衛生問題，不敢生吃蔬菜，可以用開水稍微焯一下，或者炒的時候選擇短時間爆炒，同樣可行。

第四、儘量吃全株。

全株是指一棵植物的根、莖、花、果。

根類蔬菜的代表是胡蘿蔔、白蘿蔔、心裡美蘿蔔（紅心蘿蔔）等，莖葉類蔬菜有油菜、韭菜、小白菜、菠菜等，果實類有番茄、豆角、黃瓜、絲瓜、茄子、豌豆等。各種類型的蔬菜都要吃一點。

第五、儘量帶皮吃。

從營養學角度講，蔬菜皮的膳食纖維比較多，尤其是現在人們的食物都比較精細，還是要儘量通過吃皮來防止肥胖、血糖高、血脂高的問題，甚至結腸癌也會因為這個生活細節而遠離你。

患結腸癌的原因之一：吃錯菜

大家知道嗎？即便中國人習慣吃蔬菜，但是統計學結果顯示，中國人膳食纖維仍然不足，而且有些城市人們的結腸癌發生率還在增加，其中一個很重要的原因就是，大家分不清菜與蔬菜。

先講一個發生在我身邊的故事。

有一次，我到一個朋友家做客，朋友非常熱情地留我在他們家吃飯。男主人繫上圍裙在廚房精心操持，一會兒工夫，7個菜擺在了桌上，香味撲鼻。照理說，我們5個人吃7個菜，應該是綽綽有餘，可是我在吃的時候總覺得缺點什麼。缺什麼呢？我把當時做的菜給大家說一說，大家看看有什麼問題：

六菜一湯：砂鍋豆腐、白灼蝦、涼拌黃瓜、花生煲豬蹄、炒馬鈴薯絲、煮花生、魚頭粉絲湯。主食：米飯。

問題出在哪裡？蔬菜實在太少了，只有一樣——黃瓜。

有的朋友可能要說了，不是還有炒馬鈴薯絲嗎？我前面講過，馬鈴薯中的澱粉占到17.2%，它屬於主食，不是蔬菜；另外，粉絲是我們常常忽略的隱性主食，所以這頓飯的主食加上米飯一共有3種。

又有朋友說了，花生也是菜啊。花生是一盤菜，但不是蔬菜，花生就是煮了，也應該算堅果。

說來說去，7個菜裡是不是只有黃瓜這一種蔬菜呢？

在《中國居民膳食指南（2016）》裡，關於蔬菜的建議是每人每天攝入量為1斤（500克），一半為深色蔬菜。深色蔬菜指的是綠色、紅色、紫色這樣的新鮮蔬菜。所以大家不能僅僅看有多少種菜，還要關心有多少種新鮮蔬菜，這樣吃才能保證營養攝取到位。

我們中國人看待蔬菜還有一個誤區，就是把醃菜、鹹菜算作蔬菜。

例如，在東北和內蒙古地區，很多人都喜歡吃酸菜炒肉，過去這個菜是最受歡迎的菜，只有來客人和過年時才拿出來。東北的冬天非常寒冷，以前冬天食物匱乏，就用這種辦法把秋天的白菜儲存起來，留到冬天吃。但是酸菜不能算新鮮蔬菜，鹽和亞硝酸鹽都比較多，作為傳統食物偶爾嘗一嘗還是可以的。

還有一些可以算作菜，但不能算蔬菜的食品，比如豆腐、馬鈴薯、炒粉絲等。特別要提出的是所有的鹹菜都不能算作蔬菜，還有醬豆腐、臭豆腐等也不是蔬菜。

為了保證蔬菜營養的多樣性，每一次做菜或者在餐廳裡點菜總是不變的習慣也要注意改一改。比如大家去超市買菜，這次是黃瓜、番茄，下次可能還是黃瓜、番茄，這樣就很難做到蔬菜種類的多樣化。

吃反季節蔬菜利大於弊

中國傳統特別講究時令養生，在某個季節該吃什麼食物，這樣才能獲得最大的營養價值。以前人們對於外界環境有絕對的依賴，吃應季食物、穿應季衣服。但是隨著現代科技的發展，人們越來越脫離外界環境的束縛。比如現在暖氣的普遍應用，再加上交通的便利，許多人冬天只穿一條運動褲就能過冬；而夏天的空調使得房間裡不再酷暑難耐，很少出現中暑暈倒的現象，相反，空調病倒成了時髦病。

許多人已經快要感覺不到四季的變化了，家裡、車裡和單位裡經常開著空調，全都保持在26℃左右。因此，雖然我們經常勸大家儘量吃應季食物，但同時我們也要明白現在的生活環境已經發生了變化。

以前每個季節都只能吃到固定幾樣食物，過季就沒有了。我小時候印象最深的是入冬之前買大白菜，排著長隊，拉著小車去買，每家每戶都要儲存一堆大白菜。記得到了吃番茄的季節，番茄特別便宜，幾乎天天吃，味道特別正。

但現在這個「時令」概念已經淡化了，基本上夏天能吃到什麼食物，冬天也能吃到。年輕人大多不知道哪種食物是應季的了，因為一年四季超市裡的東西都一模一樣，尤其是大城市。北京就特別明顯，缺什麼食物就從南方調過來。大棚裡長出的蔬菜、水果更是把季節的概念搞得亂七八糟。

有很多人對反季節蔬菜很敏感，避之不及，其實也沒有必要。

事情都有兩面性，現在交通的便利及反季節蔬菜的出現，也是好事，新鮮的總是最好的。即使是反季節，也比食物短缺或者吃醃製食品好得多。

所以大家別較勁，反季節食物是個進步，應該接受。

當然了，能跟上時令是最好的，像6月、7月，黃瓜特別多，你會發現這時候的黃瓜真好吃，而且便宜。等到8月、9月的時候，番茄大量上市了，你就多吃番茄。真到了冬季應季蔬菜少的時候，也不要拒絕反季節蔬菜，吃總比不吃好。

不要錯過孩子的蔬菜敏感期

現在食物種類多了，超市貨架上琳琅滿目的小食品讓人目不暇接，廣告更是對孩子實行瘋狂洗腦，於是孩子高興了，家長糊塗了。孩子腦子裡充滿了漂亮畫面和香甜的味道，不明白到底什麼是健康食物，什麼是對大腦和身體有幫助的食物；家長們的思維更混亂，過去的飲食習慣、學習的健康知識和孩子的情緒反應等交織在一塊，不知該如何是好。

經常會有家長問我：「我家孩子不吃菜，送到嘴裡還吐出來，怎麼辦？」

我的回答是：「孩子的問題是家長造成的。」

在臨床諮詢中，關於這個問題的原因，我總結出以下幾條：

第一、長期吃垃圾食品降低了味覺敏感性。

人類對美物和美味是缺乏抵抗力的，更別提孩子了。不管大人怎樣講食物營養對健康有好處，孩子們依然對垃圾食品情有獨鍾，因為「營養」這兩個字太抽象了，所有的垃圾食品都在包裝和味道上下足了功夫，它帶來的舌尖快感才是能立即體驗到的快樂。

長期吃這樣含有添加劑、味道濃烈的食物，對天然食物的感知力就會逐漸下降，為什麼呢？因為大自然食物的味道清清淡淡，是需要品味的。這些年我很注意不吃保質時間長的食物，注意看食品保質期，儘量吃新鮮的食物，結果味覺越來越敏感，只要食物中增加的添加劑稍多就能感覺出來；而且我自己做飯時添加鹽、醬油、糖、醋也很少，越來越喜歡食物本身的原味。

第二、錯過了孩子的味道敏感期。

孩子的味道敏感期是6個月～3歲。

6～12月齡這段時期是寶貝味蕾敏感期最重要的階段，在這個敏感期內添加的輔食對孩子未來的食物選擇有決定性意義。

有人總擔心孩子牙還沒有發育好，怕咬不動。實在沒有必要，好的牙齒是磨煉出來的，是吃天然食物的結果，而吃各種甜食才真正損害嫩嫩的牙齒。要抓住味道敏感期，嘗試各種蔬菜和水果及各種天然食物，如果這個階段品嘗的味道比較單一，他就會因為沒有機會及時嘗試天然食材而失去對蔬菜水果的興趣，將來也會變得比較挑食、偏食。

大家可能覺得這個時候孩子咬不動，怎麼能吃蔬菜呢？

第一種辦法是把蔬菜切得碎一些拌到飯裡，不放或者少放作料，讓孩子品味天然食物的味道。

第二種辦法是針對正在長牙需要磨牙階段的孩子。可以將一小把綠葉菜用開水燙一下，拿出來放涼，然後讓孩子自己拿著菜，自己品，就像是磨牙棒一樣，比如芹菜稈、芥藍都可以。胡蘿蔔、黃瓜切成厚厚的片，代替磨牙棒也非常好。

一般來講，3歲以內孩子接觸到的食物味道可以保留在基因裡，保存一輩子。不管走到哪裡，大家對自己小時候的食物是一點抵抗力都沒有，而且一旦吃到會比其他食物吃得多。比如一個成年人不管走到哪裡，都會懷念小時候媽媽做的飯菜的味道，其實媽媽做的飯菜未必好吃，但是已深深地紮根在血液中，永遠令人難忘，所以在3歲以內讓孩子喜歡上蔬菜、水果等天然食物非常重要。

第三、大人不讓孩子體會饑餓感。

人為什麼要吃東西？因為餓，不餓自然不想吃東西。大人總怕孩子餓，家裡準備了孩子喜歡的各種小食品，孩子從幼兒園、學校回來，小食品拿在手上。到了該吃飯的時候，孩子當然不想吃正餐了。

有一次，一個奶奶帶著瘦瘦小小的5歲孫子來找我，問：「我家孫子不好好吃飯，怎麼辦？」

我回答她：「讓孩子餓著，不給他買任何小食品，吃飯的時候肯定吃得香。」

奶奶說：「我們反覆跟他說，這些小食品沒營養，好好吃飯才能長高個子，他就是不聽。」

我明白老人家的焦慮。但是我必須指出來，這不是孩子的問題，而是大人的錯誤：小食品是誰買的？是大人。

另外，飯前也不要給寶貝喝太多的牛奶和果汁，否則他不用吃飯就飽了，蔬菜自然也就更加不肯吃了。

濕疹可能是因為體內缺乏輔酶

有一個5歲的男孩，從3歲開始面部、前胸、頸部出現多處濕疹，抹過多種藥，反反覆覆，一直不好，特別癢，孩子可受罪了。家裡人急得團團轉，帶著他到處看，也沒有什麼好的辦法。

孩子媽媽在我一次講課的時候認識了我，抱著試試看的態度給我發微信，還把孩子滿身濕疹的照片發給我。照片裡的孩子臉上、頸部、前胸都是濕疹，看著真讓人揪心。

孩子患上濕疹的主要原因有兩大方面：一方面可能來自外界，比如皮膚接觸了一些刺激物；另一方面可能來自自身。這個孩子是全家的寶貝，不太可能出現第一個因素。

如果刺激物來自自己身上，又有兩種可能：

第一種可能是吃了一些有害物質，身體要把這些垃圾排出去。像一些孩子特別喜歡吃甜食等垃圾食品，吃得多了，皮膚會排出一些毒素，所以大家可以看到這樣的孩子面部有大量的紅色結節。因此我首先問孩子媽媽，是不是孩子吃了垃圾食品。孩子媽媽說：「肯定沒有，家裡人很注意不給孩子買這樣的食物。」

第二種可能是由於自身細胞新陳代謝的廢物排出困難，也就是分解代謝過程中的酶活性比較低，造成代謝中的廢物在體內堆積。

於是思路轉變到了酶活性上。

酶的主體是蛋白質，輔酶是維生素和一些礦物質。

這樣的話，我就需要仔細問問孩子的飲食。

他媽媽說：「孩子吃什麼食物都不多，但雞蛋一天能吃1個，牛奶每天喝兩次，不愛吃蔬菜和水果，而且容易上火。」

看來這個孩子蛋白質足夠而輔酶不足，輔酶的成分主要是維生素和礦物質。

人體中的排毒器官：第一是腸道，第二是泌尿道，第三是皮膚。

為了增加他的排毒能力，我必須在這三個方面下功夫。於是我給孩子制訂的營養方案是增加蔬菜、水果，起到通便的效果；補充一些兒童用的維生素B群，起到增加酶活性的作用，促進毒素排泄；同時多喝水，加快通過泌尿系統排毒。兩周之後，奇跡發生了，孩子的濕疹慢慢退去。一個月後，孩子媽媽發來一張照片，乾乾淨淨、漂漂亮亮的小男孩出現在眼前，孩子笑咪咪的，大概很久沒有這麼清爽了。

由於孩子的父母明白了問題的根源，在飲食上注意調理，從那以後，孩子再沒有出現過濕疹。

水果：吃得實在太少了

2013年，國際組織發佈各國水果年人均消費指標：中國年人均64千克，日本年人均54千克，印度年人均37千克，巴西年人均109千克，俄羅斯年人均71千克，美國年人均110千克。

為什麼我們沒有美國人、俄羅斯人吃水果多？因為在吃水果的問題上全中國差距太大，有很多人根本不吃，有條件的人和有健康觀念的人要好一些。尤其是男同胞大多認為水果是零食，不愛吃，甚至我在出診時還遇到過這種說法：「水果不都是女人吃的嗎？」

2002年，中國營養學會有關中國膳食與健康的調查結果顯示，中國城鄉居民的膳食中，每人每天平均食用水果的數量是45.7克。2013年，人均每天175克（年人均64千克），說明大家的生活水平提高了，水果的消費量在提升，但是這個量還是不能滿足人體的需求。《中國居民膳食指南（2016）》指出，每個健康的中國人應該保證每天攝入200～350克新鮮水果，而且強調果汁不能代替鮮果。

有一次，在一個醫院裡講課，聽課的不是護士就是醫生，按理說保健意識應該很強，其實這是誤區。大部分醫務人員不懂營養學，因為醫學教學沒有這些內容，平時也沒有這方面的培訓，所以這次能聽聽營養課大家都很高興。

講課時，坐在前面的一位40多歲的女士吸引了我的目光。她很瘦，皮膚黑黑的，衣服也比別人穿得多。

我在講糖尿病患者應該怎樣吃水果時，把話筒遞給她，問道：「你是怎樣吃水果的？」她非常小聲地回答：「基本不吃，覺得胃寒，不敢吃。」

我又問她：「你牙齦出血嗎？如果磕磕碰碰是否容易皮下青紫？」這回她聲音大了：「對，對，這兩種現象都很容易發生。」

於是，我對大家說：「維生素C在膠原蛋白形成中會起到非常重要的作用。大家都知道膠原蛋白是用來連接、支撐、保護人體的，同時它還有一個重要功能，就是黏連細胞。如果血管的內皮細胞黏連不佳，血細胞就會滲漏到周圍組織，這就是可怕的壞血病。以前的船員在船上可以吃各種肉罐頭，但是由於吃不到新鮮水果和蔬菜會出現大量死亡的現象。這是因為維生素C是膠原蛋白的組成成分，而且人體不能合成，只能從食物中來。」

這位女士恍然大悟，連連點頭，下課後又找到我問了很多問題，並一再保證從此要多吃水果。

可能有人會說：蔬菜裡也有維生素C，吃蔬菜就可以代替水果。但是大家要知道，中國人吃菜和歐美國家不同。中國人喜歡吃熟食，歐美國家的人喜歡吃生的蔬菜。維生素C怕熱，生食能避免營養素在烹調中損失，最大程度發揮其營養作用，所以歐美國家的飲食習慣可以保證他們從蔬菜中獲得維生素C，而我們就需要水果來作補充。

每種水果都是營養寶藏

吃水果的益處有很多，不同的水果含有不同功效的營養素。

第一、維生素C含量豐富的水果。

如鮮棗、橘子、橙子、檸檬、芒果、獼猴桃、草莓等。維生素C具有增強人的免疫力、抗氧化、預防癌症和保護神經系統的作用，是人體必不可少的營養元素。

第二、含大量膳食纖維的水果。

如蘋果、葡萄柚、火龍果等水果中含有許多可溶性膳食纖維。奉勸大家，如果能吃水果皮的話儘量吃，水果皮是不可溶的膳食纖維，可溶與不可溶膳食纖維合起來是我們身體的寶貝。在精細食品滿天下的今天，多吃膳食纖維可以幫助我們少生很多病。

膳食纖維可以幫助我們滋養腸道菌群，防止結腸息肉、結腸癌的發生。膳食纖維還可以幫助通便，從而預防和治療便秘。由於膳食纖維與其他食物混合後，各種能量元素吸收速度減慢，因此可以降低餐後血糖值，同時達到減肥的效果。

第三、水果含的糖類（碳水化合物）主要是果糖，果糖的升糖指數很低。

如番石榴、木瓜、柚子、櫻桃、蘋果、梨等水果，糖尿病患者也可以食用。

升糖指數反映了這種食物升高血糖的速度和能力，如果100克葡萄糖升糖指數是100的話，大家猜猜，很甜很甜的果糖升糖指數是多少？100克饅頭的升糖指數是多少？大家可能想不到，100克饅頭的升糖指數是88，而果糖只有23。所以水果類食物不太容易升血糖，而吃精米、精麵升血糖反而很快。

第四、水果富含維生素和各種礦物質。如香蕉、芒果、哈密瓜、草莓、橙子、蘋果等都含有維生素C、維生素E、胡蘿蔔素、維生素B群、鉀和鎂。

維生素C和維生素E具有很好的抗氧化作用，大家千萬別小看這個抗氧化功能。人在自然中生存，無時無刻不在被氧化。比如一個蘋果被切開，果肉很快變成黃色，逐漸變成黑色，說明空氣中有大量的自由基。紫外線也會氧化我們的皮膚，像西藏地區紫外線強烈，當地人皮膚普遍較黑，患眼部疾病的也比較多，因此咱們的常識是在紫外線強烈的地區要戴太陽眼鏡，並且把皮膚覆蓋住。

好在我們日常食物中有對抗自由基的抗氧化劑，食物中的維生素A、C、E是非常好的抗氧化劑，可以對沖掉身體內的自由基，讓人體保持健康旺盛的狀態，並且能防治動脈粥樣硬化、大腦退化、關節炎等問題。

有一次在醫院裡講課，有一位高血壓的醫生希望我幫他調理一下。他48歲，不胖，但是比較黑。他經常打籃球，每週至少一次，不熬夜，不飲酒。他每天食用肉類25～50克，麵食攝入較多，尤其喜歡吃麵條，一周大約吃5個蘋果，蔬菜每天250克左右。

我當時在想：他為什麼臉色這麼不好呢？他體內被氧化程度大於自身抗氧化能力，他雖然做不到每天都吃水果，但一周也能吃5個蘋果。

於是我再問：「你抽煙嗎？你吃堅果嗎？你吃動物肝臟嗎？」

他回答：「煙每天十根，堅果不吃，肝臟也多年不吃。」

這下我就明白了：吸煙造成體內自由基增多，正常人一天一個蘋果，基本上能保證維生素C的需要，但對他來說顯然是不夠的，抽煙越多的人對維生素C的需求量越大。另外，肝臟裡的維生素A、堅果裡的維生素E與水果裡的維生素C有協同作用，處於三足鼎立的聯盟狀態，缺少一個，整個抗氧化防線就會坍塌。

第五、水果中含有非常豐富的生物活性物質，如生物類黃酮、花青素、前花青素和有機酸等。

科學研究表明，經常吃水果可明顯降低患腫瘤等慢性疾病的危險性，大量維生素可維持細胞的正常分化。

水果的正確「打開」方式

在中國居民的膳食中，水果一般是作為零食和甜品來吃的。很多人認為它是造成肥胖和糖尿病的禍首，敬而遠之。這樣的觀念影響了人們對水果健康價值的正確認識，降低了人們攝取水果的積極性，導致膳食中的水果攝入量不夠。

水果不是可有可無的零食，相反，它對我們的健康和疾病預防具有非常積極的作用。由於維生素C在體內代謝速度很快，因此最好「每天必吃」水果。

在《中國居民膳食指南（2016）》裡有一個食物餐盤，裡面有4種成分，意思是這4種成分在一餐當中都要吃，包括穀薯類、蔬菜類、魚肉蛋豆類和水果類，也就是說水果要參與到正餐當中去。

如果有人喜歡把水果當零食也不是不可以，這個零食健康，總比吃麵包、餅乾，喝飲料要好得多。但是需要注意的是，一次不要吃太多，另外要適當減少正餐中糧食的攝入量。為什麼呢？因為水果中的果糖也是碳水化合物，可以和米麵相互交換，比如400克蘋果與50克米、麵裡的碳水化合物差不多，所以如果吃了兩個中等大小的蘋果（大約400克）就可以少吃50克米、麵。

在中國人的膳食消費習慣中，喜歡飯後吃水果，水果當成飯後甜品。比如大家在外面聚餐，酒足飯飽之後服務員又端來一盤水果。偶然為之也就罷了，就怕是天天習慣於這樣。

吃飽飯後再吃水果，會增加能量的額外攝入，增加肥胖的概率。另外，吃飽飯後胃被充滿，腸道開始工作，此時再增加許多水果會加重胃的負擔。

那正確的水果吃法是什麼呢？

第一、水果可以在餐前吃（柿子不宜在餐前吃）。

這樣用餐時不會很餓，但是要記住吃飯時應減少相應的主食。

第二、水果同正餐一起吃。

這樣吃，水果代替部分主食是非常好的飲食方法。水果是低熱量食物，其平均熱量僅為同等重量米、麵的1/8到1/4。

既然水果如此健康，那它可以代替主食嗎？現在很多年輕人崇尚減肥，一天吃3個蘋果，或者完全就用各種水果代餐。

水果同正餐一起吃，代替主食是可以的，因為水果中的果糖也是碳水化合物，果糖在腸道吸收後到達肝臟可以被肝細胞利用轉化為能量，過多的果糖會轉化成葡萄糖。一般來講，200克蘋果中的碳水化合物含量相當於25克米、麵裡的碳水化合物含量。

但是如果把水果代餐，也就是說吃了水果不吃其他食物，這是非常錯誤的。

記得我們曾經會診過一位很瘦的患者，讓我印象頗為深刻。

他是賣水果的，為了省錢，他不吃肉、蛋、奶，也很少吃其他食物，每天就把剩下賣不出去的水果當飯吃，雖然吃飽了，而且血糖和血壓都正常，但是身體中蛋白質、脂肪、脂溶性維生素及一些礦物質極度缺乏。後來，他的心臟二尖瓣和三尖瓣都出現了問題，最終只能住院做手術換心臟瓣膜。

現在有許多女孩為了減肥，只吃水果、蔬菜，認為這樣既能減肥又能美容，實際上由於飲食結構不合理，飲食中缺乏蛋白質、磷脂以及其他營養素，長此以往，會出現貧血、營養不良、全身無力、抵抗力下降、內分泌紊亂等症狀。有的人腦子也越來越不好使，得了現在的時髦病——阿爾茨海默病。為什麼？因為人的大腦裡70％左右的物質是類脂，從食物中獲取不到磷脂和膽固醇，腦子就空了，輕者記憶力下降，嚴重者出現癡呆。

沒牙也能吃水果

記得有一次我在醫院會診，遇到一位80多歲的老先生。他因為骨折住院做手術，手術做得很成功，但是遲遲不能出院，為什麼？因為傷口部位總在滲血，各種方式都嘗試了，就是解決不了這個問題。

我看過之後，問主治醫生：「老先生和誰一起過？」主治醫生說：「老伴去世了，他自己過。」

再仔細看了看老先生的口腔，基本上沒牙，我明白了，於是直接問老先生：「您平時吃水果嗎？」

老先生有氣無力地說：「咬不動，每天就是吃麵條和喝粥。」

這種情況在老年人中很常見。因為生活不方便或者咀嚼能力下降，老年人會遠離水果，結果身體長期得不到維生素C，造成膠原蛋白形成障礙，毛細血管滲出增加，平時表現為牙齦出血或者皮下出血，而手術後膠原組織形成不良，使得傷口很難癒合，並且出血不斷。

於是我讓患者的兒子給老先生打水果汁，現打現喝，同時增加蛋白質等營養素，很快老人傷口的滲血就止住了。

小孩子沒長牙的時候該如何吃水果？做父母的都知道，榨成果汁或者做成水果泥。老年人也可以照此來做，只要你想吃水果就一定能想出辦法：

第一、用勺子刮下水果泥吃。

第二、用料理機榨一些果汁喝。很多水果珍貴的營養都藏在果皮和果籽內，用料理機把整個水果連皮帶籽一起攪碎，保留了水果所有的營養和纖維，要帶著渣一起吃。現榨現吃是最好的。

我還經常教患者在自己打的水果汁中加入花生、核桃、芝麻、枸杞等食物。打汁時需要添加液體，哪種液體好呢？我的建議是牛奶或者優酪乳，這樣營養更豐富。

吸煙人群更離不開水果

我們都知道吸煙不好，長期吸煙會讓肺部負擔很重，大量毒素刺激肺組織造成炎症甚至形成腫瘤，同時煙裡的有害物質還會增加動脈粥樣硬化、冠心病、腦中風的危險性。即便如此，每年中國吸煙的人還是在不斷增多。

有些人總存在僥倖心理，看某某某吸煙，人家活到90多歲；某某某不吸煙，才活了50多歲。

首先，個案不代表全部，從統計學的角度上看，吸煙的人比不吸煙的人得病的概率要高很多。

其次，如果你仔細研究吸煙也還算長壽的人，他們一般都有一些其他好的習慣，比如不挑食，愛運動，心態好。這些人的飲食肯定是葷素搭配，而且很愛吃水果，富含維生素C的水果可以抵抗一部分煙毒造成的人體氧化反應。

有一次，幾個朋友聊天，其中一位男士戒煙多次都沒有成功，他自己辯解道：「有些80多歲的人也吸煙，吸煙與是否長壽沒有關係。」我看著他那黑黑的面色，耐心地解釋：「吸煙的人總的來講比不吸煙的人容易患病，但是有些人比較特殊。比如一個人喜歡吸煙，但是吃飯非常簡單，還不吃水果，這種人可能50歲左右就出健康問題了。而另外一個人同樣吸煙，但是他吃飯很全面，葷素搭配，每天吃很多水果，這樣食物中的抗氧化成分較多，抵消了很多煙毒造成的傷害。並且他每天運動，不熬夜，樂觀開朗，這樣的人往往比較長壽。」

這個朋友點點頭：「我以前沒太注意吃水果，家裡的水果爛了我都不吃。看來從今天起要努力吃了。」

戒煙是第一選擇，實在戒不掉，在飲食上該如何注意呢？

第一、多吃一些葡萄、橘子、橙子、檸檬、番茄、梨等富含維生素C的水果。

第二、要多攝入維生素A和胡蘿蔔素，這類食物有保護支氣管與肺組織的正常生長與分化的作用；維生素B_2能抵消煙中焦油一部分的毒性；維生素B_{12}能消除煙中一氧化碳與氧氣爭奪血紅蛋白而導致的氧氣輸送障礙。

胡蘿蔔、柑橘等紅色、黃色的蔬菜和水果含胡蘿蔔素較多，動物肝臟含維生素A較多，動物心臟、腎、香菇、新鮮蔬菜富含維生素B_2，動物肝臟、肉類富含維生素B_{12}。茶葉含多種抗氧化成分，建議吸煙的朋友可以多喝茶。

第三、多吃堅果，比如花生、瓜子、核桃、大杏仁等，這樣可以獲取一些維生素E。

但是不管怎樣，戒煙才是對身體最好的選擇。

PART／05

病了怎樣吃？知道這四點就夠了

面對各種疾病，許多人都希望每種疾病各有一種配餐處方或者食譜，這樣就可以一勞永逸。但是現實中，人有個體差異，疾病種類不同，健康狀態也千差萬別，食療方案也要做到因人而異。

作為一名臨床醫生，26年的神經內科臨床經驗和10年的臨床營養科工作經驗告訴我，要想快速找到營養治病的良方，找對組織很重要。人體組織的種類就四種，碰到一個病例，我們先要想什麼組織出了問題，然後再去想這些組織需要的營養素，這樣可以簡化治病思路，使患者快速掌握自我食療，緩解病情甚至達到治癒，而不是一味地借助藥品，不管治的是標還是本。

什麼是組織呢?組織的定義是指動物體中結構相同或相似的細胞集合在一起以執行特定功能的細胞群。「結構相同或相似的細胞」「執行特定功能」這兩句非常關鍵，在後面的描述中，大家會不斷地體會到這兩句話的重要意義。

人體有四大組織，即上皮組織、結締組織、肌肉組織和神經組織。

首先，我們來瞭解一下，這四大組織都分佈在人體什麼部位。

第一、上皮組織。

上皮組織覆蓋在皮膚表面和管腔內面。

覆蓋在人體表面：這句話很好理解，皮膚是鱗狀上皮細胞組成的組織。

覆蓋在人體的管腔內面：人體內存在著大大小小的管道。大家和我一起數數人體有多少管道，從上往下數：呼吸道（鼻腔、鼻竇、氣管、支氣管、肺泡）、消化道（口腔、食道、胃、小腸、大腸）、血管（動脈、靜脈、毛細血管）、淋巴管、泌尿系統（腎臟、輸尿管、膀胱、尿道）、生殖系統（男性和女性）、各種腺體（垂體、甲狀腺、胰腺、腎上腺等），小的管道還有眼睛裡的淚小管等。上皮組織就覆蓋在這些管道裡層，形成管道內部的表層，供食物、空氣、血液和眼淚等物質像水流過水管一樣通過各個管道，運行於全身。

所以，上皮組織整體來說就是一層從裡到外的「外衣」，把人體器官很好地從環境中隔離出來，以免受微生物的干擾，維持自身內環境的穩定，並且肩負分泌和排泄的重任。

第二、結締組織。

結締組織幾乎無處不在，它起到連接和支持作用。

如果說上皮是「外衣」，那麼結締組織就是鋼筋水泥，搭建好硬實的框架使細胞互通有無。最堅實的框架莫過於骨頭。稍富有彈性的框架是各種細絲狀纖維，也就是美容養顏中常提到的彈力纖維。

結締組織連接著各處，如肌腱連接著肌肉和骨骼。血液中的各種細胞、脂肪細胞等都屬於結締組織。

第三、肌肉組織。

包括心肌、骨骼肌和平滑肌。肌肉組織的特點是都具有收縮功能。

第四、神經組織。

一般人總以為神經組織就指大腦和脊髓，實際上神經組織遍佈全身，我們的手指、牙齒、胃腸、肝臟等都有神經組織存在。神經組織中除了人體中樞大腦是司令外，外周的神經組織扮演的多是傳話員的角色，起到信息傳遞的作用。

上皮組織：人體80%以上腫瘤的發生地

上皮組織簡稱上皮，由大量形態較規則、排列緊密的細胞組成。上皮細胞又分為單層扁平、單層立方、單層柱狀、假複層纖毛柱狀、複層上皮、基底細胞等，這些上皮細胞長相不同，功能各異，一旦功能受損，會導致各種不同的常見病。

如果說人體是一棟樓房的話，上皮就是樓房外貼的那層瓷磚，保護樓房免受雨水侵蝕，還給樓房以美感。最重要的是，這層瓷磚很智能，具有吸收和排泄的功能，會吸收營養、排泄廢物。例如，做面膜利用的就是皮膚的吸收功能，排汗、排油是皮膚的排泄功能。

上皮組織面積很大，上皮細胞由膠原蛋白連接，排列得很緻密，所以，如果人體內缺乏膠原蛋白，細胞之間的縫隙會加大，上皮細胞的保護功能就會減弱，管腔中的血液就會滲透出去，形成皮下出血。

由於位於各個器官組織的最表面，上皮細胞受到的不良刺激也就非常多。如果修復遇到阻礙，屏障的作用降低，人就容易生病，輕則表現為長期慢性炎症，重則會產生癌症。據統計，來自上皮細胞的腫瘤占了腫瘤總量的80%以上，以至於現在把上皮細胞腫瘤直接稱為「癌」。

下面，我們就根據上皮細胞的不同類型來講一下幾種常見疾病的致病原因和飲食調理方法。

冠心病大誤區，95%的人還在錯下去

冠心病跟上皮細胞密切相關，而我們腦海裡卻沒有這樣的認識。

有科學家統計，人體內的動脈、靜脈和毛細血管連起來，長度可達十多萬千米，相當於沿著赤道繞了兩圈。每個細胞都有生命週期，新細胞會不斷代替舊細胞。而血管內皮的生命週期格外短，實驗證明，只有1天左右。在1天的週期內，老的血管內皮細胞釋放凋亡因子，告訴基底細胞要努力分裂以補充足量的內皮細胞，於是內皮及時得到補充，這樣保證血管的內腔表面光滑。如果血管內腔表面出現缺損，很容易引發血小板的聚集，形成血栓。

我們都知道，維持細胞生長需要原料，也就是營養素。那麼，這些血管內皮細胞究竟喜歡什麼樣的營養素呢？

蓋房子先打地基，細胞的「地基」就是前面已經提過多次的磷脂、蛋白質和膽固醇等為細胞提供結構成分的營養素，這些營養素從哪裡來？

第一、直接從動物身上來，含有大量蛋白質、磷質和膽固醇的動物類食品，比如肉、蛋、奶、魚是極好的來源。

第二、肝臟合成。肝臟平時把能量物質和蛋白質等營養素儲存在肝組織中，通過整合、轉化，合成為對人體有用的蛋白質、磷質、膽固醇和三酸甘油酯，然後運出肝臟。尤其是晚上，肝臟裡的酶非常活躍，在你睡覺的時候悄悄地為你的身體操心費力。

那麼肝臟怎樣把這些好的成分送到細胞裡去呢？

通過極低密度脂蛋白運送。極低密度脂蛋白出了肝臟之後，大量的三酸甘油酯很快轉移到皮下，剩下的成分叫作低密度脂蛋白。

你看，肝臟利用各種生化反應，來默默合成內皮細胞需要的營養素，然後借助「低密度脂蛋白」這個快遞員將營養素快遞給血管內皮細胞。

沒有低密度脂蛋白每一天默默地「運送」，我們的血管內皮細胞僅僅靠吃動物類食物是不夠的，恐怕早就乾癟皺縮，不成樣子。血管腔自然也不會光滑，血栓會很快形成，輕則遠端供血不足，重則血栓將血管完全堵死。

低密度脂蛋白其實並不是人們眼中的「壞孩子」，它的本質是「活雷鋒」，很有奉獻精神。它給內皮細胞提供磷脂、蛋白質、膽固醇和三酸甘油酯，多餘的成分通過高密度脂蛋白再運回到肝臟，以節約資源。

但是好孩子有時也會做壞事。當低密度脂蛋白一旦被氧化，它的空間結構發生了變化，此時血液中的「清道夫」（單核細胞）發現了問題，會立即吞噬被氧化的低密度脂蛋白，然後變成了巨噬細胞，移動到內皮細胞下面，慢慢地分解，這就是咱們常說的動脈粥樣硬化斑塊。過多的脂質斑塊堆積，最後把血管堵塞。

低密度脂蛋白承擔了多年的罵名，大家都認為冠心病就是它所導致的。殊不知，如果低密度脂蛋白不這樣做，血管內皮早就損傷了。內皮下面的膠原纖維一旦暴露，內源性凝血系統就會被激活，可以快速地形成血栓。

如果我們明白了內皮細胞每天的需求，就會知道我們應該怎樣吃飯了。

一方面，直接吃動物性食物，給內皮細胞送去結構營養素和能量。結構營養素是蛋白質、磷脂和膽固醇，能量營養素是三酸甘油酯和葡萄糖。畢竟血管內皮細胞數量多，凋亡速度快，重新複製細胞時間緊、任務重，我們對自己的身體馬虎不得，要注意及時補充營養素。

另一方面，我們晚上要好好休息，讓肝臟把空缺的部分工作配合完成。

在這裡，有兩個關鍵點大家要注意到：

一是保證內皮細胞單層扁平上皮的每日修復時的營養需求。

二是確保低密度脂蛋白這個「運輸隊長」不要被氧化。一旦被氧化，就如按動了動脈粥樣硬化的旋鈕，血管就像多米諾骨牌倒塌一樣，引發出一連串的問題。

甲狀腺結節該多吃碘還是少吃碘

人體中的腺體細胞都是單層立方上皮，長得像魔方一樣，它們的主要功能是分泌和吸收。

如果因為營養素攝入不足（結構營養素和代謝用營養素），單層立方上皮細胞的形狀會發生改變，同時功能也會大打折扣。

◆甲狀腺結節產生的真實原因：甲狀腺細胞虧空了

甲狀腺是大家看得見、摸得著的組織。由於超音波的普及，甲狀腺結節的發現率明顯增高，幾毫米大小的結節都會被發現，使得甲狀腺結節已經成為很常見的問題。

不過，甲狀腺結節產生的真實原因你知道嗎？

有些人認為是碘鹽攝入過多導致了結節。大家非常迷惑：到底該多吃碘呢？還是少吃碘？我們現在每天都吃含碘鹽，是量不夠還是量超標了？

要弄懂這些，就要先搞清楚甲狀腺的正常工作機理。

甲狀腺激素是人體非常重要的激素之一，控制著人體的代謝水平，包括腦細胞的活躍程度、機體新陳代謝的速度。如果甲狀腺激素多，會導致腦細胞興奮性增加，出現失眠、心悸、肌肉抖動、興奮出汗、消瘦等症狀；如果甲狀腺激素少，人則會出現精神不振、全身無力等表現。大家發現沒有，一個是影響大腦的興奮程度，另一個是影響人體的代謝速度。

對現代人來說，大腦工作的動力來自哪裡？除了領導給的壓力，還有自己甲狀腺激素分泌的程度。我們消耗的甲狀腺激素比歷史上任何年代的人都多，一個甲狀腺激素分泌不足的人，領導給多少壓力都像是木棒打在棉花上。

甲狀腺細胞圍成一個又一個圈，圈裡儲存的是分泌好的甲狀腺激素（T_3、T_4）。當人體需要甲狀腺激素時，細胞把圈裡的甲狀腺素泵出去，通過血液，傳送到全身各個地方。T_3代表有活性的甲狀腺激素，T_4代表活性較低的甲狀腺激素，是T_3的預備軍，隨時準備補充T_3。T_3、T_4隨血液到達身體各處，給細胞傳遞一個重要的指令——「瘋狂幹活」，於是全身的細胞代謝旺盛起來了。

甲狀腺細胞的日常工作是生產甲狀腺激素，而製造甲狀腺激素最基本的原料是碘和氨基酸。其中的碘我們每人每天的攝入量為成人150微克，孕婦200微克，哺乳期女性200

微克。攝入的碘中有1／3進入甲狀腺。而氨基酸主要由蛋白質提供，在人體內合成甲狀腺球蛋白，和碘共同助力甲狀腺激素的分泌。

然而，當飲食中的營養素不夠的時候，甲狀腺合成的T_3、T_4就會減少，司令官下丘腦立即感覺到T_3、T_4減少，會本能地懷疑甲狀腺激素減少是因為甲狀腺偷懶，於是循著「下丘腦——腺垂體——甲狀腺軸」這個路徑，發佈命令給垂體。此時促甲狀腺激素釋放激素（TRH）增多，垂體這個小領導立即下達下一步指令，促甲狀腺激素（TSH）也隨之增多，這些命令就像一個小鞭子一樣抽著甲狀腺，讓甲狀腺努力幹活，增加T_3、T_4的分泌量。

當增加量過多時，下丘腦也能馬上收回指令，TRH減少，TSH也隨之減少，於是T_3、T_4合成和分泌減少。

這樣的循環每一天都在不斷進行著。

要達到正常的平穩必須有相應的物質基礎。

當一個人吃含碘的食物和蛋白質類食物不足時，甲狀腺細胞合成T_3、T_4的原料減少，上級領導一道一道的命令下達，不僅促進甲狀腺激素的合成，還會促進甲狀腺細胞的惡性增生。此時做超音波的話，會顯示出甲狀腺多發結節，化驗檢查T_3、T_4正常，而TSH增加。

可能沒有人告訴你這些，你並不知情，也不會懷疑自己的飲食出了問題，還會一如既往按照以前的飲食習慣吃。

長此以往，雖然甲狀腺細胞一直努力開發潛力，可是巧婦難為無米之炊，營養素缺乏是硬傷，即使命令下達得再多，甲狀腺也沒有辦法造出更多的激素，甲狀腺激素的水平此時開始走低，但是促進甲狀腺「增生」的命令還在下達，於是超音波上所見的結節會更加嚴重。

這個過程就像是廠長下達了今年的生產任務，分配到每個車間主任身上，車間主任又把任務傳達給車間的工人。雖然工人們都很想努力工作，完成生產任務，但是苦於沒有原料，根本無法投入生產。生產任務沒有完成，廠長和車間主任非常著急，他們並不知道是沒有原料造成的，以為是工人偷懶怠工，因此招聘更多的工人，持續下達更多的生產任務和生產命令。工人人數多了，可是生產任務仍然無法完成，如此這般，形成惡性循環，最終這個車間成為拖累整個工廠的一個負擔。

歸根結底，甲狀腺結節是身體長期缺乏蛋白質、碘等營養物質的結果。可能是兩者都缺乏，也有可能是缺乏其中之一。

因此，我們平時看到結節，不要先想著如何吃藥、如何手術切除，要想想是不是營養素的缺乏導致的，缺了要補。

我有一位患者，是個大學生，常年不吃肉，飲食也很清淡，但是學習非常努力，每天還要跑1000米。

但是她不知道堅持這樣的飲食習慣是不對的。她身體裡的T_3、T_4逐年減少，最終被診斷為「甲狀腺功能低下」，出現反應遲鈍、臉部和眼瞼輕度水腫、皮膚乾燥、體溫低等症狀，學習成績一落千丈。

她來到我的門診，我把甲狀腺結節形成和甲狀腺功能低下的原因明明白白告訴了她，同時跟她說：「你吃飯太簡單了，除了糧食就是一些蔬菜。而甲狀腺需要蛋白質和碘以及其他一些營養素，只有營養素夠了，它們才能分泌足夠的T_3、T_4，甲狀腺增生就能得到改善。調整好飲食方式，這個結節說解就解了。」

患者聽後，高高興興地回去了，沒多久病情就得到了好轉，現在已經大學畢業，找到了一份滿意的工作。

◆甲狀腺結節別太指望碘鹽，吃點海產品是正道

有的人可能會問，究竟怎樣才能補碘，光吃碘鹽就夠嗎？

其實不要太指望碘鹽，多吃點海產品才是正道。

為什麼要多吃海產品呢？這還要從幾年前我的一個學員說起。

這位學員生活在海濱城市大連，我們是在一次講課過程中認識的。當時，臨近午飯時間，她跑過來問我：「夏老師，我超音波檢查有甲狀腺結節。目前T_3、T_4正常，TSH也正常，我去醫院的內分泌科看了一下，醫生說讓我多吃海產品。」

考慮到甲狀腺結節和碘的關係，以及沿海城市人們的飲食習慣，我首先問她：「你愛吃海產品嗎？」

她回答：「不愛吃。我愛吃麵食和蔬菜，基本上不吃魚、蟹，海帶和紫菜一年能吃幾次，但我吃的鹽是含碘的鹽。」

已經出現結節還只靠吃碘鹽來補充碘是遠遠不夠的，這樣繼續下去，將來恐怕只能靠吃甲狀腺素片來替代甲狀腺功能了。

為什麼這麼說呢？

許多人覺得應對甲狀腺結節問題，吃含碘鹽就萬事大吉了。在現實中，由於製鹽、儲存、運輸、食物加工等過程非常複雜，碘的損耗很多。中國衛生部2000年發佈了關於碘鹽的規定，規定中國碘鹽含碘濃度（以碘離子計）加工時為50毫克／千克，出廠時不低於40毫克／千克，銷售時不低於30毫克／千克，到用戶手上時不低於20毫克／千克，以保證不同年齡階層達到國際推薦的平均每日碘的攝取量。

為什麼出廠、銷售和用戶這三個階段的含碘濃度不同呢？因為碘元素的化學性質非常活潑，很容易在風吹、日曬、潮濕、受熱等外界因素的影響下而揮發。就算一個人一天吃6克含碘鹽，可以攝入120微克碘，但是如果在烹飪當中損失一些，或者他沒有每天吃到6克含碘鹽，或者他拿到的鹽已經存放了多年，又或者他吃的根本就不是加碘鹽，那麼中國營養學會要求的每天正常人碘的最基本攝入量100～200微克就不能實現。其實這個碘攝入量已經是最低標準了，美國20世紀60年代也是要求國民人均碘攝入量為100～200微克／天，到了90年代已經改成了240～740微克／天。

可見，僅僅靠吃碘鹽來解決甲狀腺結節是過於理想化了。所以，我們在缺碘時，最好多吃海產品來補充。

◆海邊人為什麼更容易出現甲狀腺結節

你可能會說，多吃海產品，那沿海城市的人不就占盡地利了，他們天天吃海產品，肯定甲狀腺沒問題，但其實並不像大家想的那樣。

一次，我在青島和煙台講課時，一個沿海城市的學員得了甲狀腺結節，下課後跑來向我諮詢飲食方面的注意事項。

我問她：「你平時喜歡吃什麼？」

「我愛吃麵條，尤其是熱湯麵。」

「海產品呢，蛋白質方面？」

她回答：「我基本上不吃肉，吃魚的話一個月能吃一塊吧，大概100克。」

「是海魚還是河魚？」

「不一定。」

「紫菜、海帶、海白菜呢？」她明確回答：「從來不吃。」

所以缺不缺碘，跟地域的關係還真的不大，倒是跟個人的飲食習慣有很大關係。在海邊生活的人們祖祖輩輩都把海產品當作飲食中最常見、最重要的部分，甚至以此來充饑。以前的人們接觸碘比較多，因此基因表達方面胃腸道吸收碘的能力比較低，以保證每天的碘吸收量限制在100～200微克，保護人體正常運轉。

但是現在的人們吃米麵、蔬菜和肉類的機會多，因為採購方便和物美價廉，慢慢地，沿海城市很多人的飲食習慣也傾向於內陸地區人們的飲食習慣。長此以往，人們忘記了老祖宗的生存法則，更不知道基因中還有老祖宗的基因表達。如果海邊生活的人不注重碘的攝入，會比內陸人更容易出現甲狀腺結節甚至甲狀腺功能低下或者甲狀腺癌。

有甲狀腺結節的人一方面要自查一下自己吃含碘的食物是否充足；另一方面要注意補充肉、蛋、奶，通過正確飲食把甲狀腺細胞需要的原料備齊，細胞才能以精確的程序完美分泌出甲狀腺激素。

我們來看看常見含碘食物的含碘量各有多少，供大家在日常生活中參考使用。

大家看到這張表是不是會說，哎呀，吃紫菜會不會引起甲亢呀，因為紫菜中的碘太多了。實際上不必這樣擔心，請注意，這裡的100克紫菜是曬乾的，在日常飲食中大家通常只會吃幾片，而且也不可能每天都吃。如果是吃海帶或者裙帶菜，一定會先用水泡一泡，這樣也會流失許多碘。

碘攝入量與甲狀腺疾病的關係呈現一個「U」字形，即機體攝碘不足或者過量都將影響甲狀腺功能，造成甲狀腺的損傷，導致甲狀腺疾病的發生。所以，我們要充分瞭解自己的病史、飲食習慣，判斷到底是因為缺碘還是碘過量導致的結節，碘不夠了多吃海產品來補充，碘過量了限制海產品的攝食，如此，才能保證甲狀腺的健康。

◆有一種甲狀腺結節叫「水土不服」

上面說的甲狀腺結節多半是由於攝入的營養素不夠，尤其是碘的缺乏所引起的。還有一種結節，是跟營養素攝入過多有關。

記得在5年前，我曾經診斷過一位患者，他74歲，平時居住在內蒙古，一年前突然患了甲亢。

我一開始問診的時候，詳細瞭解了他的飲食結構和生活習

表6 常見含碘食物一覽

食物（100克）	裙帶菜（乾）	紫菜（乾）	海帶（鮮）	海虹	蝦皮	蝦米	小黃魚	帶魚
含碘量（微克）	15878	4323	923	346	264.5	82.5	5.8	5.5

注：相關數據均引自北京大學醫學出版社2009年出版的《中國食物成分表》。

慣，但一直找不到他患甲亢的原因。

我心裡困惑，但不想放棄，便又和他深入聊了聊。他無意中提及，去年夏天，他們當地的老幹部處帶著他們去青島度假，在那裡住了一個月，幾乎天天都在吃海鮮。

我一下豁然開朗。

中國有句古話：一方水土養一方人。這位患者是內蒙古人，平時很少吃海鮮，胃腸道日常習慣的食物也不包括海鮮，所以對碘的吸收率極高，突然暴飲暴食，頓頓海鮮，攝碘過多才會引起甲亢。

我告訴他，只要他回到原來的生活環境，吃原來的飲食，甲亢也就不治而癒了。

他來找我的時候，已經吃上了甲亢藥，聽我這麼一說，還有點半信半疑。我叮囑他要注意觀察自己的症狀和T_3、T_4濃度，只要自我感覺正常，同時T_3、T_4也正常，就把藥往下撤。患者回到內蒙古後，嚴格按照我的建議去做，很快就把治療甲亢的藥給停了，病也好了。

從這個病例可以看到，營養學方面的治療往往從一個人的飲食、從疾病的本源去考慮問題，畢竟藥食同源。

在我多年的門診工作中，一直遵循著這樣的流程：先調查，再說話。每個人的營養問題非常複雜，影響因素眾多，比如人與人有體質上的差異，疾病隨時間的變化而變化，不同時段會需要不同的營養素，一個人的生活環境、工作性質和生活習慣會影響這個人的疾病進程，不同人群祖輩的生活印記也會影響他的營養和健康。另外，地理位置的改變對人的健康也是有影響的，這主要是由於我們的基因和環境不適應，就是常說的「水土不服」。

所以，關於營養素怎麼補充，絕對不是僅僅制定一個食譜那麼簡單。對於每一個症狀都要多思考，醫生要詳細瞭解患者的生活習慣和生活軌跡，找出生病的原因，然後採取有針對性的、個體化強的、安全的指導方案，這樣的方案才會科學有效。

胃炎到胃癌之路如何逆轉

如果說腺體的立方上皮像魔方，那麼柱狀上皮（另外一種上皮細胞）就像高高的水杯，主要分佈在胃、腸道、子宮腔內，具有強大的吸收和分泌功能。

正常情況下，上皮細胞會不斷地老化和死亡，基底層細胞則會不斷地分裂和補充。按理講，細胞的損傷與修復應該是平衡的，但當修復的速度低於損傷的速度時，就會出現我們常見的消化道疾病。比如，常見的慢性萎縮性胃炎就是這樣得的。

由於胃鏡的普及，慢性萎縮性胃炎的診斷率持續升高。面對大夫的診斷，很多患者都非常苦惱，因為目前還沒有哪種藥能明確逆轉慢性萎縮性胃炎，我們最常聽到有關病理報告：胃黏膜細胞萎縮；出現了息肉；甚至出現腸上皮化生，這是將來會有癌變可能的信號。

聽到這裡，很多人的直觀感受是：天哪，這該怎麼辦？

從萎縮性胃炎到胃癌，似乎我們只能看著病情往壞的方向發展，除了給點對症的藥和定期做胃鏡外無所適從。大夫們的建議大多局限於吃東西時要小心，不要吃太刺激的食物，不要吃太多油膩性食物等，除此之外，似乎無計可施。

我們真的無計可施嗎？

◆腸胃功能差也可以獲取足量營養

有一位患者，找到我的時候剛滿34歲。她在4年前一次吃東西不慎，出現噁心嘔吐，很長時間沒有恢復胃功能，經常腹脹，沒有食欲，稍微多吃一點兒上腹部就會不舒服，經常反酸、噯氣，於是每天都在喝粥，不敢吃任何油膩的食物。可是病情還是越來越糟，全身疲乏，睡眠不好，下肢無力，甚至出現了閉經。

胃鏡檢查除了發現胃黏膜萎縮外沒有其他異常，因此診斷為萎縮性胃炎。她吃過一些中藥，還吃了一些抑制胃酸的西藥，但一直不見好轉。

從哪裡下手來逆轉呢？

方法總比問題多，關鍵在於思路——啟動人體與生俱來的修復機制。這位患者必須補充胃黏膜所需要的營養素，全面並且足量，滿足胃黏膜柱狀上皮細胞結構和功能的需求。如果僅僅喝粥，碳水化合物最多只能提供能量，無法補充磷脂、蛋白質、膽固醇和維生素。

可是我也遇到了一個難題，患者的胃功能太弱，很多東西都消化不了。

於是，我開始按照自己常規的流程來處理這位患者的疾病治療。

第一步，瞭解病史。

除了前面生活習慣和病史的瞭解，還需要一些化驗和輔助檢查。血常規結果顯示她有輕度貧血，白細胞和血小板正常。生化顯示白蛋白輕度降低，其餘均正常。

第二步，調查她現在的飲食結構。

她每天喝兩次粥，中午吃1兩（50克）主食，一周能夠吃50～100克肉和1個雞蛋，不喝牛奶和優酪乳，因為喝牛奶脹肚，喝優酪乳怕涼。魚一周吃1～2次，每次吃50克。不吃內臟。蔬菜每天吃100～150克。不吃水果，因為吃了水果後胃不舒服。

第三步，設置營養目標。

計算該患者所需的總能量：身高161釐米，體重39千克，目前的BMI＝15，BMI正常值為18.5～23.9，所以，眼前這個患者屬於低體重者。那麼她的能量目標設為35千卡×標準體重，也就是說，她要攝入的總能量[1]是35×（161－105）＝1960千卡。

[1] 理想的總能量＝目標能量×標準體重，標準體重（千克）＝身高（釐米）－105。

碳水化合物：也就是咱們常說的主食，占總能量的55%。1960×55%=1078千卡，由於每克碳水化合物產生4千卡能量，因此1078÷4=270克。

蛋白質：我們前面提過，應該占總能量的15%，也就是1960×15%=294千卡，每克蛋白質產生4千卡能量，因此294÷4=73.5克。平均每千克標準體重1.3克，但這是非病人的設定，患者設定目標值要比一般人多一些，這位患者我給了1.5克。（161−105）×1.5=84克，其中一半應該是動物蛋白，因此每天應該攝入的動物蛋白是42克。

脂肪：總能量−碳水化合物的能量−蛋白質能量=脂肪能量，計算結果為1960−1078−84×4=546千卡，相當於占總能量的27.8%。1克脂肪產生9千卡能量，546÷9=60克，也就是說，她每天應攝入脂肪60克。但是這位患者不能吃脂肪含量太高的食物，因為她目前的消化能力太差了。

維生素和礦物質：由於她長期每天僅吃100~150克蔬菜，不吃水果，不吃內臟，肉類也很少吃，因此水溶性維生素和脂溶性維生素均缺乏，礦物質也比較缺。

第四步，實施方法。

這位患者可以自己吃飯，有積極主動的意識，這是最重要的。

她還有一個特別好的地方，那就是她不拒絕雞蛋和肉，這就好辦了。

我們吃東西的目的是為了讓身體獲得營養素，她的營養目標和消化能力之間差距較大，胃腸道不爭氣，消化能力不夠，那我們就要靈活變通，變換方法將營養素給夠。

胃有兩個功能，第一是容納食物，第二是消化食物。容納能力不夠，那我們就把大目標分解為小目標，一天不吃三頓飯，改吃六頓飯；消化能力不夠，我們就在加工食物上下功夫，把不好消化的食物變成好消化的食物，把每一碗飯都做得很精細。

可是我們怎樣才能把每頓飯做精細，變得容易消化？這似乎是困擾很多人的一個難題，因為這麼多年來，大家都已經習慣只熬粥了。

可就算是熬粥，小米粥裡還可以加一些瘦肉和豬肝；就算是吃雞蛋，也可以選擇雞蛋羹。這樣不但營養密度增加了，同時也更利於消化吸收。我們剛才設定的目標是42克動物蛋白，怎麼才能保證足量攝取呢？

我讓這位患者每天吃100克瘦肉，分成4次吃，一次只吃25克。瘦肉不一定是豬肉，可以是雞、鴨、魚肉。一周吃兩次豬肝或者其他內臟。由於她喝牛奶脹肚，我讓她喝優酪乳，怕涼，就放在溫水裡溫一溫，或者在室溫下放置幾個小時之後再喝，每次100毫升，一天喝4次，這樣從優酪乳裡又攝入了12克蛋白質。

還剩下10克蛋白質，由雞蛋提供。她每天應該吃兩個雞蛋，可以一個做雞蛋炒番茄，另一個做雞蛋羹。

平時還可以增加一些奶酪，這樣蛋白質的攝入會更有保證。

至此，這位患者的蛋白質攝入目標已經完成，脂肪和糖類的攝入方法也都大同小異，倒是維生素要好好說說。面對一個能吃蔬菜，但是消化能力差的人，怎樣吃才能讓她獲得充足的維生素呢？

其實也不難，多吃葉菜，少吃根莖類蔬菜。儘量把菜切得細一些，別喝湯，別吃鹹菜。

還可以買一些營養品，比如維生素類營養補充劑或者全營養素類營養品等，定時補充，但還是要以食物為主。

一年後，這位患者再次來到醫院時，身體已經完全恢復，胃黏膜萎縮消失，月經也正常了。她的體重增長到了49千克，比一年前增長了10千克。你看，人體的自癒能力其實很強，只要你給對了食物，並長期堅持下去，一定會有意想不到的結果讓你驚喜。

◆淺表性胃炎的誘因：趁熱吃

另外還有一種常見疾病，就是淺表性胃炎。

當一個人吃很燙的食物，比如麵條，如果不慎倒在了手上，會立即把手抽回，大喊：「好燙！把手都燙紅了！」

可是吃飯的時候，好多人生怕涼了，非得燙著吃。咱們中國有一句老話叫作「趁熱吃」，可這麼熱的麵條、粥，或者熱茶對於食道的鱗狀上皮細胞和胃的柱狀上皮細胞來說卻是個災難，一下子就能把食道和胃的表皮燙紅或者燙出泡來。

但由於內臟神經傳導不像皮膚那樣敏感，人們吃了燙的食物不會覺得燙得很難受，甚至有些人會覺得很舒服。

長期食用滾燙過熱的食物，會多次燙傷食道和胃，胃鏡下顯示黏膜表面發紅、充血，甚至有出血、滲出，這樣的情況會被診斷為淺表性胃炎。

細胞損傷後需要自我修復，修復的原料還是我們常常提到的那些：磷脂、蛋白質和膽固醇。但是如果這個人吃得比較素，細胞缺乏修復原料，那麼淺表性胃炎將長期不癒。

胃黏膜的修復需要兩個條件：一個是穩定的環境，另一個是修復的原料，也就是營養素。如果黏膜不斷被燙傷、出血，環境不穩定；同時胃的主人又沒有及時補充修復的原料，尤其是維生素A，DNA的片段就會慢慢出現殘缺，從而不斷複製錯誤的細胞。錯誤的細胞越堆越多，也就形成我們在臨床上常說的「化生」，化生進一步發展，就成為腫瘤。

所以，我們要好好善待自己的組織細胞，不要傷害它們，不要吃過熱的食物，不要喝許多酒，辣的、鹹的甚至濃茶都要慎重食用，不要餓著自己的胃，也別撐著它，要隨時為它們補充所需的營養。只有這樣，才能完成它們正常的更迭代謝。

為什麼有些人吸煙卻沒有呼吸道疾病

接下來我們要說的是假複層纖毛柱狀上皮。複層你可以理解成小二層，假複層就是假的小二層，也就是說這類細胞長得很高，但不是小二層，其實就一層細胞。

這類細胞主要長在跟呼吸有關的地方，比如鼻、喉、氣管及支氣管等處。為什麼長在這些地方呢？其實跟它的功能有關，這種長長的還帶有纖毛的細胞，很像我們日常用的掃把，長在這些部位是為了把空氣中的灰塵掃出去。

夜間人在睡眠時，呼吸道的上皮細胞一直在做分泌、黏附、排出的工作。當排到氣管上部時，人會不由自主咳嗽一下，於是黏液、灰塵、異物和脫落的上皮細胞等混合成痰就被咳了出來，這樣才能保證呼吸道的濕潤和乾淨。

所以咳嗽、咳痰是好事，是在排出毒素和髒東西，讓呼吸道保持清潔。

有些人有一個不好的習慣，會傷害這種上皮細胞，這個習慣就是吸煙。香煙中的煙塵、尼古丁會讓這些上皮細胞的纖毛消失，於是病原菌會更輕易進入到氣管和肺，引起氣管炎或者肺炎；同時，香煙還會使氣管中的平滑肌收縮，增加呼吸阻力，於是我們會覺得喘憋，氣不夠用。

既然香煙這麼傷氣管和肺，我們很多人都生活在有煙的空間，不論是一手煙還是二手煙，可是，為什麼有一部分人並沒有患呼吸系統的疾病，而另一些人卻患上了嚴重的呼吸系統疾病呢？

這其實跟我們上皮細胞的更新速度和更新能力有關。正常情況下，呼吸道的假複層纖毛柱狀上皮細胞的生命期是18～24小時，也就是說每隔18～24小時就更新一次。而之所以會患上疾病，是因為纖毛柱狀上皮的新生速度趕不上它被破壞的速度。刺激越多，黏膜損傷越多，修復速度也需要隨之加快。

如果想要上皮細胞修復完好，唯一能做的就是給它補充足量的養料。那麼，假複層纖毛柱狀上皮需要什麼樣的養料呢？

想必你已經想到了，就是細胞的結構物質，如磷脂、蛋白質和膽固醇。但只有這些，還遠遠不夠，因為對這種上皮細胞來說，它還需要一種重要的營養素，這個營養素就是維生素A，它對呼吸道黏膜的修復非常重要，常常存在於胡蘿蔔、綠葉蔬菜、動物肝臟以及蛋黃中。

但是縱使知道這些，也還有很多患者僅僅把它當作養生知識，而沒有當成是一種治病方式。

有一次，一個呼吸道反復感染的年輕人找到我，向我諮詢，讓我明確告訴他該吃什麼藥。這個年輕人又黑又瘦，皮膚乾燥，一進診室就帶來了一股濃濃的煙味。由於全家人都吃素，他從小就沒養成吃肉的習慣。由於長期生病，他吃了各種各樣的抗生素。

我給他詳細地講了一遍營養和疾病的關係：藥物是治標不治本的，要想從根本上把問題解決，必須吃磷脂、蛋白質、膽固醇和各種營養素，因為你的症狀是你的細胞在向你求援。其實所有的症狀都是細胞不舒服發出來的信號，需要好好聽明白這些症狀，因為症狀是會「說話」的，症狀是細胞的表達方式之一。

我們每一天吃的食物不僅是讓我們有飽腹感和享受感，更深層的意義在於修復我們的身體。人之所以能夠活著，是因為細胞在不斷地自我修復。只要修復速度大於損傷速度，只要你提供的修復原料符合基因編碼要求，你就一定是健康的。

所以，為了呼吸道纖毛細胞的完好，為了不得氣管炎、肺炎，為了跟得上細胞更新的速率，你一定要開始攝食肉、蛋、奶。肝臟裡含有維生素A，可以一塊兒補充。不要一味地依賴藥物，加上飲食的改善，才能標本兼治。

說到這兒，我真心希望廣大讀者朋友樹立一個觀念：藥食同源。食物也是治病的重要方式，不要一味地追求藥物的療效快，不要完全依賴藥物。

所有上皮組織類疾病的剋星——維生素A

要想維護好上皮組織，就要懂得上皮組織是怎麼修復的，它需要的營養物質是什麼。

每一個上皮細胞都要更新，血管內皮細胞的更新速度是24小時，腎小管上皮細胞的更新速度是17小時，呼吸道上皮細胞的更新速度是18～24小時，胃黏膜的更新速度是3～5天，子宮內膜的更新速度是1個月。

它們究竟是怎樣更新的？

它們更新的方式為「從下到上」，也就是說通過底層的基膜不斷分裂，不斷向上遷移來補充上皮組織。同時，基膜還起到了連接和支持的作用，整個基膜相當於一個底盤，用來固定上皮細胞。所以，別小看這一層基膜，沒了它，我們就沒了上皮組織。

除了固定和細胞分裂，基膜還具有半透膜性，也就是說，它底下有毛細血管，上面的上皮細胞需要的營養素來源於毛細血管，半透膜性就意味著營養素能很好地滲透過基膜，保證上皮的營養素充足。

那麼對上皮細胞來說，除了為細胞提供結構物質的蛋白質、脂類、膽固醇等營養素，最需要的就是維生素A。前面我們只是稍稍提了一下，這裡會詳細講講維生素A。

維生素A能維持上皮細胞的正常生長與分化，防止呼吸道、消化道、泌尿道、腸道的上皮細胞功能減退，抑制上皮細胞腫瘤的發生。如果維生素A攝入不足，就會使上皮細胞分化不良，細胞再生的速度受阻。

我們每一天應該攝取維生素A的量，女性是700微克，男性是800微克。

中國營養普查發現中國人維生素A普遍缺乏，千萬不要以為吃了胡蘿蔔了就可以了，沒有油脂做媒介還是不行。

經濟發達的美國也容易缺乏維生素A。他們吃油脂很多，但是很少吃肝臟和蔬菜，因此仍然好發上皮組織類疾病。

我曾經有一個學員，她告訴我她有夜盲症，晚上都不敢開車。她非常瘦，皮膚乾燥，沒有彈性。

我講課之後，她告訴我回去一定要好好吃肉和肝臟。

半年後我再見到她，發現她比半年前漂亮了許多，簡直是個大美女，氣色好、皮膚有彈性、身材勻稱，與過去的樣子判若兩人。

她自己也說晚上可以看得清楚了，晚上開車也沒有問題了。

大家看，面對疾病和亞健康，飲食調理的意義在於，當生活方式存在方向上的偏頗，找到關鍵問題並及時調整，就可以一點點改善不適，調整到正軌。

細胞修復的鑰匙、人體自癒的密碼不就藏在我們的一餐一飯中嗎？

結締組織：不只和美容相關

結締組織就像是一張大網一樣，鋪天蓋地地將人體連接起來，分佈廣泛，形態多樣。也就是說，它既可以表現為有點固體性質的纖維（如肌腱、韌帶、筋膜等）和骨骼（包括軟骨）等，也可以表現為有點流體性質的血液或者疏鬆點的脂肪和網狀組織。不管是固體還是液體，它們都起到連接、運輸、營養、支撐的作用。

別看這張大網織得這麼複雜，大網的終極秘密就是結締組織的共有特點，均由細胞、基質、纖維這三大部分組成。

下面，我們來聊一下關於結締組織類問題的一些認識誤區。

吃膠原蛋白能變美是個陷阱

我們都知道，結締組織中的纖維一共分為三種：網狀纖維、彈力纖維和膠原纖維。

網狀纖維：主要分佈在基膜和毛細血管處。

彈力纖維：主要分佈在彈力比較大的地方，比如肺、大動脈、韌帶、皮膚及耳部軟骨等。

剩下一個重頭戲，就是獲得無數女性青睞的一種纖維——膠原纖維。

膠原纖維：由於其主要成分是蛋白質，因此生活中，我們把膠原纖維親切地稱為膠原蛋白。這種蛋白質在人體中廣泛存在，占人體中蛋白質總量的1／3。不管是在細胞之間、皮下組織、肌腱還是骨骼等處，均能見到它的身影。

膠原蛋白的特點是韌性大，抗拉力強，但彈性差，肌腱和腱膜中的蛋白質就是這類蛋白質。而彈性的好壞和彈性蛋白有關，而不是膠原蛋白。所以，看到膠原蛋白就想到「彈」的，多半是跟著廣告形成了思維定式，皮膚好不一定代表彈，也有可能代表有韌性、飽滿。

在所有組織中，骨骼和皮膚中的膠原蛋白最多。正常情況下，骨骼中含有80％的膠原蛋白，膠原蛋白在骨骼中的結構呈網絡狀，將鈣、磷、礦物質等成分黏著後構成骨骼。膠原蛋白還是關節中軟骨組織的主要成分，負責構造軟骨組織的框架並將其定型。

皮膚中70％是膠原蛋白，它決定肌膚的柔潤飽滿程度。而彈力蛋白在皮膚中僅含5％，卻決定我們皮膚的彈性，它相當於無數條橡皮筋，支撐起肌膚組織的彈性纖維網。

大家知道皮膚上的膠原蛋白和彈力蛋白是從哪裡來的嗎？

有一次，我在課上問這個問題，有的學員說：「做美容，有一種面膜就叫作膠原蛋白面膜。」

還有的學員說：「吃豬蹄、豬皮，還有牛蹄筋。」

我摸了摸自己的臉，說：「我平時很少做面膜，也很少吃豬蹄筋、豬皮，可是皮膚還是比較有彈性，請問這裡的彈性是哪裡來的？」

學員們羨慕地看著我，終於意識到健康飲食與皮膚狀況好壞有關了。

人的胖瘦、疾病與吃有關，皮膚好壞也與吃有關。做美容可以做到表面光鮮，但是做美容做不出一個良好的氣色，要想皮膚好，最好的方法是內養外護。

如果我們每天吃豬皮、牛蹄筋、魚皮，甚至直接買膠原蛋白粉吃，會怎麼樣？現在許多女性都相信吃什麼補什麼，一聽說某種食物的膠原蛋白多就立即興奮不已，不管不顧地吃起來，並且花許多錢買膠原蛋白粉吃，或者買膠原蛋白面膜天天往臉上貼，但效果並不好。

大家一定要聽我慢慢說。

第一、我們身上的膠原蛋白是食物轉化的。

通常，人體攝入的蛋白質在消化道裡分解為氨基酸，之後入血，成為成纖維細胞的原料。成纖維細胞夾雜在結締組織中，它利用這些氨基酸，不斷地生產出膠原蛋白，在這個過程中需要維生素C的參與。

第二、膠原蛋白的氨基酸以非必需氨基酸為主。

人體需要多種氨基酸，其中8種必需氨基酸都是從食物中攝取的，主要來自肉、蛋、奶、魚。我們把肉、蛋、奶、魚稱作優質蛋白質，原因是優質蛋白質中必需氨基酸的比例與人體需要的比例接近，這樣不會有過多的沒有用上的氨基酸從腎臟排出。換句話說，過多的非必需氨基酸攝入會加重腎臟的負擔。

剩下的非必需氨基酸，一部分來自食物（比如我們大家飲食中的植物性食物），另一部分由必需氨基酸轉化而來。轉化多少？怎麼轉化？這些我們不用知道，因為這一切是由基因調控的，根據人體需要自動確定轉化率和利用率。一般來講，我們在飲食攝入時必需氨基酸和非必需氨基酸的最佳比例為1：1。

膠原蛋白中氨基酸種類很多，但是氨基酸之間的比例差異非常懸殊，有的很少，甘氨酸、脯氨酸、賴氨酸和羥脯氨酸很多，而這四種中只有賴氨酸是必需氨基酸。也就是說，只有這一種氨基酸必須從食物中獲取，其他的都可以通過轉化獲得。

食物中的蛋白質在腸道中分解為氨基酸，然後進入門靜脈，再進入肝臟，肝臟把對自己有用的氨基酸留下，剩下的氨基酸進入血液中供身體中各種細胞攝取。我們把血液中的氨基酸叫作氨基酸池，每一類細胞從這個池子裡攝取的氨基酸種類和量都不太一樣。皮膚中的氨基酸也是從這個池子裡攝取的。只要這個氨基酸池子內容豐富，量足夠，人體的各個組織細胞都能獲得滿足。如果氨基酸不夠呢？人體有個避輕就重原則，注意，不是避重就輕。

人體中最重要的器官是哪個？心臟、大腦、肺、肝，最不重要的組織是皮膚、毛髮，於是，避輕就重的結果是把最不重要的細胞組織給犧牲掉。所以如果一個人蛋白質缺乏，首先表現出來的是皮膚粗糙、沒有彈性，毛髮乾枯易斷，指甲薄而且軟。

本來面部皮膚這個窗口可以讓醫生發現許多問題，而且是疾病早期就能看出問題，中醫和西醫看病的時候都是把「望」放在首位，所以我們總是勸病人看病時不要化妝。

然而，很多人為了表面上的美麗費盡心思，做面膜已經成為常態，而各種含膠原蛋白的面膜更是搶手貨。因為皮膚表面的蛋白主要是膠原蛋白，所以缺什麼補什麼，的確收到了一定的效果。

大家在獲得漂亮的同時有什麼不好的感覺沒有？

窗口被堵上了。

我們被表面的美好蒙住了雙眼，無法從面部皮膚這個窗口看到裡面的健康狀態。我看病的時候經常讓患者把袖子、褲腿撩起來，就是為了看到皮膚的真實面目。

第三、膠原蛋白的吸收利用率極低。

膠原蛋白如果作為單獨的食物進入消化道後分解吸收，氨基酸將被拆分，進入血液，其蛋白質利用率極低，僅有2．5％。原因就是膠原蛋白雖然是身體中的一部分，但是如果作為食物來供應人的身體整體利用，其比例與機體需要相去甚遠。

所以腎臟功能不好的人千萬不要去吃膠原蛋白。

第四、優質蛋白質是膠原蛋白的合成原料。

優質蛋白質可以提供必需氨基酸，是體內各種蛋白質的基本原料，當然也包括膠原蛋白的合成，因此如果長期缺乏優質蛋白質會造成膠原蛋白合成障礙。這也是一些吃得很素的人很容易出現關節痛、下肢腫、牙周炎等症狀的原因。

所以，千萬不要只把膠原蛋白當作好的營養成分，如果想增加蛋白質的利用率，還是要與其他蛋白質類食物一起吃，才會有效。

食補膠原蛋白，別忘了維生素C

膠原蛋白合成過程中除了需要氨基酸之外，還需要一個重要的合成原料——維生素C。它在膠原組織形成過程中主要起到穩定膠原蛋白的作用。

維生素C又被稱為抗壞血酸，它是維生素家族中第一個被人類發現的。

2000多年前，古羅馬帝國的軍隊渡過突尼斯海峽，遠征非洲。士兵們長途跋涉，吃不到水果和蔬菜，大批大批地病倒。15—16世紀，歐洲遠洋商船、軍艦上的海員們由於長期吃不上水果，也紛紛倒下，大批船員死亡。當時人們患病的主要症狀為臉色黯黑、牙齦出血、皮下瘀血、兩腿腫脹、關節疼痛、雙腳麻木不能行走，給人的整體印象類似於七竅流血，幾乎能出血的地方都出了，因此醫生將此病命名為「壞血病」，很多人都因此喪生。

18世紀中葉，壞血病的災難更加瘋狂地席捲整個歐洲大陸，英、法等國航海業因此處於癱瘓狀態。

直到18世紀末，一個叫倫達的英國醫生發現，給病情嚴重的患者每天吃一個檸檬，這些人竟像吃了「仙丹」一樣迅速好轉，半個月全都恢復了健康。

1924年，英國科學家齊佛從檸檬汁中提取到一種白色晶體，即維生素C，人們終於知道了維生素C是治療壞血病的功臣，因此維生素C有了另一個名字——抗壞血酸。

如果一個人僅吃蛋白質類食物，不吃水果、蔬菜，或者蔬菜在加工過程中熬煮的時間過長，維生素C遭到破壞，就會影響膠原蛋白的合成。當膠原蛋白不足時，毛細血管內皮細胞裂隙增大，血細胞經這些裂隙滲出明顯增加。毛細血管的脆性也會增加，就會出現皮下出血，牙齦腫脹與出血，牙齒鬆動、脫落，骨骼發育不良等症狀。

一些糖尿病患者正是由於聽信一些不科學的傳言，不敢吃水果，結果吃一點兒阿司匹靈就出現出血徵象，被認為是阿司匹靈不耐受，實際上很有可能是缺乏生命的基本元素——維生素C。

關節痛、頭暈、心悸等連鎖反應與蛋白質缺乏有關

講完纖維，我們再講講結締組織中的基質。

基質是無定形的膠體樣物質，它的主要成分是蛋白多醣的和醣蛋白，都是由蛋白質和醣類轉化而來的。

蛋白多醣=蛋白質＋多醣，蛋白質從哪裡來，我們前面已經講過了，那多醣呢？多醣從碳水化合物中來，也就是從我們平常吃的米、麵等主食中來。

講課的時候，我經常會問大家一個問題：我們會缺碳水化合物嗎？

大家都會很清楚地回答：「應該不缺，因為中國人的飲食習慣是每一頓都要吃主食。」

再問：「主食中的碳水化合物是怎麼變成結締組織中的多醣呢？」學員們都搖搖頭。

「其實在碳水化合物轉變為多醣的過程中需要許多酶，而酶的成分是蛋白質、維生素和礦物質，我們只要在飲食中注意補充這些營養素就可以了。」再問：「當一個人關節疼時，往往是蛋白質和多醣的比例發生了問題，或者是膠原蛋白的合成發生了障礙。請問是蛋白質缺乏還是醣缺乏？」

學員們非常痛快地回答：「蛋白質缺乏。」

是的，蛋白質非常容易缺乏，因為蛋白質不能儲存，而醣可以以脂肪的形式儲存。另外每一頓飯我們幾乎都要吃主食，卻不一定吃蛋白質。

這樣一梳理，基質中容易缺乏的營養素來源是不是清楚多了？

有位女患者，63歲，多年糖尿病史，因為膝關節痛造成行走困難前來就診。風濕科大夫非常仔細地給她開了許多化驗檢查，結果顯示沒有風濕，於是給了一些止痛藥。

因為她近來還經常心悸，於是又轉到心內科，心內科大夫給她做了心電圖和超音波心動圖，心電圖正常，超音波心動圖顯示有二尖瓣和主動脈瓣輕度狹窄。

因為她經常頭暈，所以又轉到神經內科。我看到這個患者，仔細問她在什麼情況下頭暈，她十分明確地說：「在行走時頭暈，頭重腳輕。」

我讓她把褲腿提起來，用手指在她的脛骨前面摁了幾下，凹陷非常明顯。我問她：「你平時怎麼吃飯的？」患者說：「我有糖尿病，不敢吃肉，雞蛋一周吃兩個，不喜歡喝牛奶。」果然是低蛋白飲食造成體內的蛋白質缺乏，引起關節痛、心悸、頭暈等一系列症狀。

這個患者在我再三解釋之下，終於回家吃肉、蛋、奶了。現在有時來門診開點藥，她每一次都高高興興地來，精神抖擻，胸脯挺得高高的，她說好多年沒有這麼舒服了。

結締組織分佈廣，細胞種類多，纖維的種類也多，基質方面的問題也很複雜，我們只要知道結締組織是由細胞、基質和纖維這三個部分組成就可以了，至於這些成分之間的比例、名稱、作用、分佈點就不需要全面掌握了。

我們需要記住以下幾點。

第一、細胞是由什麼營養成分組成的？

前面多次提到過——磷脂、蛋白質和膽固醇。

第二、纖維分為三種，都是以蛋白質為其主要成分，只是氨基酸排列方式和比例不同，起到的作用不同。

第三、基質包括了多種成分，主要成分是蛋白質＋多醣。

比例也好，作用也好，分佈也好，這些事都是基因編排好的，我們服從大自然的安排就可以了，關鍵在於你攝入的營養成分和基因對應上了嗎？對應上了，自然也就健康了。

肌肉組織：腸胃、心臟等器官動力不足都可以由此入手

肌肉，不僅代表著健美，還代表著力量。常見的肌肉被分成骨骼肌、平滑肌和心肌。

骨骼肌很好理解，主要指四肢的肌肉。

平滑肌主要分佈在胃腸道，這類肌肉多不受自主意識的控制，有自己的收縮節律。也就是說，胃腸道蠕動多少次你無法控制。平滑肌在各種管道的中間層，前面介紹上皮細胞時講了人體中所有的管道，凡是有管道的地方就會有平滑肌，比如消化道、呼吸道、生殖道等。

心肌，不用多說，大家也知道，就在心臟。

便秘很可能因為身體缺肉

瞭解了肌肉組織分佈的特點，我們就能猜到，如果這些肌肉發生營養不良，就會在以上所說的那些身體部位出現問題，比如骨骼肌收縮無力會表現出肌肉無力，平滑肌收縮無力會表現出胃腸道動力不足，心肌收縮無力會產生擴張性心肌病等問題。

我的一個朋友跑來問我：「我媽媽吃了許多益生菌和膳食纖維，怎麼大便還是困難？」在瞭解了她母親的飲食後，我說：「因為你媽媽吃動物蛋白太少，平滑肌無力。」她說：「是的，我媽媽不愛吃肉，很少吃雞蛋。大便不通暢也和蛋白質有關係？」

我問她：「平滑肌是什麼變的？」

這可把我的這位朋友問著了，雖然她學了點營養學，但是沒有學過解剖、生理、生化等醫學知識。

我告訴她：「第一、平滑肌首先是細胞，細胞的主要成分是磷脂、蛋白質和膽固醇，另外還有許多礦物質，比如鈣、鎂、鉀、鈉。第二、平滑肌之所以能收縮，是因為含有可以滑動的肌球蛋白和肌動蛋白。如果不攝入蛋白質，這兩種收縮用的蛋白結構會發育不良。」

這位朋友如夢初醒：「原來吃和症狀之間關係這麼密切，真有意思。」

為了讓大家更好理解，我把這三種肌肉組織共性的部分拿出來講一講。只要理解共性的部分，注意補充相關營養，那麼肌肉就會茁壯成長，一些常見疾病也會離你遠去。

腿抽筋、痛經、高血壓的食療密碼：鈣

那麼，心肌、骨骼肌和平滑肌這三大肌肉組織的共性到底是什麼呢？

第一、都具有細胞結構，因此都需要基本的營養物質——磷脂、蛋白質和膽固醇。

第二、都具有收縮功能，在肌肉收縮的過程中需要鈣離子進入細胞內，所以，不要忘了補鈣。

第三、都具有興奮性，神經傳導支配其興奮功能，只是有的歸隨意神經系統支配，有的歸自主神經支配。

這三點中，第二點裡的鈣離子非常值得好好說說。

我們常常說要「補鈣」，可究竟為什麼要補鈣？

對肌肉組織來說，鈣有一個舉足輕重的作用，就是將神經信號與肌肉收縮耦聯起來，這是大腦能控制你手或腳運動的基礎。

我們把鈣離子叫作興奮──收縮耦聯因子。正常情況下，神經細胞發生電活動後，打開鈣通道，讓鈣離子進來，這是鈣的第一個作用──叫醒下面的乙醯膽鹼。

乙醯膽鹼是能夠讓肌肉細胞興奮的化學物質，有了它，神經傳遞的電信號才能轉為使肌肉收縮的化學信號。

據估計，神經細胞每釋放一個量子的乙醯膽鹼，需要1～4個鈣離子。如果沒有鈣，電信號是電信號，化學信號是化學信號，兩者沒有關係，命令無法下達。

被喚醒的乙醯膽鹼與肌細胞膜上的受體結合，又誘導肌漿網內的鈣離子大量進入細胞質，使得細胞質內突然變成高鈣的環境，這是鈣的第二個作用，就是與肌鈣蛋白結合，促進肌肉收縮。

由此，你可以發現，要完成一個收縮的動作，需要鈣的支持，同樣，如果鈣不能及時地撤走，肌肉將一直收縮下去。

所以，當一個人出現小腿肌肉痙攣時，一定要馬上意識到可能是因為缺鈣，而且此刻很有可能全身的平滑肌也都處於缺鈣的狀態，也會痙攣，有可能會同時出現呼吸道痙攣（哮喘）、血管痙攣（血壓高）、子宮痙攣（痛經）、膀胱痙攣（尿頻）。因此一個痛經的人，要知道自己很有可能該補鈣了；一個高血壓的人，也應該知道補鈣可以降低血管平滑肌的收縮，從而對降血壓有幫助。

我在臨床上每次遇到高血壓的患者總要問一句：「你喝牛奶或者優酪乳嗎？」十有八九回答是：「我基本上不喝，我最喜歡喝粥、吃鹹菜。」往往我再補充一句：「你還愛吃麵條。」病人樂了：「是這樣，真準。」治療時，我一方面會告訴他們吃鹹菜和吃麵條會造成鹽攝入過多，另一方面要求患者一定要喝牛奶或者優酪乳，一天要喝500毫升，比一般人要多一些，這樣才能把以前虧欠的養分補回來。

當然，說到肌肉組織，就一定不能少了蛋白質。許多健身的人都在努力補充動物蛋白，這個方向是對的，因為運動時所需要的蛋白質很多，肌細胞的細胞膜也好，細胞裡的肌球蛋白、肌動蛋白也好，都需要從食物的優質蛋白質獲得氨基酸。

另外，鐵離子在肌肉中起到了傳遞氧的功能，鐵不足，自然氧不足，氧不足，葡萄糖在線粒體裡氧化產生的能量就會少。因此，營養師總是不厭其煩地跟大家說，不要偏食，紅肉要吃，豬肝也要吃。

神經組織：最容易被餓著的指揮系統

神經組織是四種組織中最複雜的一類。大腦、脊髓中有人體主要的神經組織，四肢、內臟、血管周邊等全身各處都佈滿了神經纖維，像網絡一樣把人的各個部位連接在一起。

神經細胞主要包括神經元和神經膠質細胞，神經細胞的特點是具有傳導性。

如果你不清楚神經元細胞長什麼樣子，大可以把神經元看作是一棵長勢旺盛的樹，樹幹代表神經元的軸突，負起物質運輸和向外傳出信息的作用；樹枝和樹葉則代表神經元的樹突，負起物質交換和接收信息的作用，這樣接收信息和傳出信息的結構基本完成。

但是，信息要在許多神經細胞之間進行傳遞，神經細胞之間怎樣傳遞信息呢？靠突觸，就是兩個神經元細胞之間的接觸點，它們之間不是像我們互相握手那樣連在一起的，而是有縫隙的，這個縫隙叫作突觸間隙。突觸前膜是上一個神經元的，突觸後膜是下一個神經元的。前膜裡吐出神經遞質（化學物質），後膜接收到這種化學物質，於是後面的神經元立即興奮起來，把信息繼續傳下去。

很多神經元綁在一起傳遞信息，比如我們有時候不小心把胳臂肘磕了一下，會有一種手麻感，像過電一樣，這是尺神經被撞擊所致，而尺神經裡有N多神經元，你磕的地方是一組神經的樹幹（軸突）。軸突外面圍了一層外衣，很像樹皮，叫作髓鞘，起絕緣作用，類似於電線外圍的絕緣層一樣，避免電信號的相互干擾。

我有一個朋友得了帶狀皰疹，在腰部，巨疼，兩個月了，還在疼。她打電話向我諮詢，我首先對她前一兩年的飲食做了調查，結果發現她吃得非常素。

她很不解：「吃素現在不是很時尚嗎？現在不是都提倡清淡飲食嗎？」

我笑了：「人是雜食動物，不是食草動物，清淡不等於吃素。你吃得太素，造成你身體抵抗力下降，因此出現帶狀皰疹。帶狀皰疹是周圍神經損傷引起的，一般來講病毒感染一周基本上應該過去了，你現在都兩個月還在疼痛，說明神經細胞軸突外面的髓鞘損傷一直沒有修復好，神經總在短路，當然很疼。」

她的聲音變得大了起來：「啊，原來是這樣！怪不得吃了半天藥都不管用，原來是短路了，那怎麼能把短路的問題解決呢？」

我回答：「很簡單，多吃動物類食物，比如肉、蛋、奶、魚，另外吃些動物內臟。」

她聽了我的話，馬上行動，每天吃兩個雞蛋，還去超市買肝臟來吃，很快腰部疼痛消失了。

聰明都是吃出來的

大腦裡的神經細胞有800億～1000億個神經元，神經元細胞相互聯繫非常複雜，人工智能只能模仿部分腦功能。

我在神經內科工作了26年，後來做神經+營養的工作，有一個很深刻的體會是物質決定精神，完好的精神活動一定是在大腦所需物質奠基完整的平臺上進行。而一個人吃的食物裡缺乏養腦的營養素，大腦的思維就會出現問題，要麼癡呆、精神分裂，要麼抑鬱、焦慮，最輕的是失眠。

前面講了神經元和突觸。

神經元細胞的主要成分就是蛋白質、磷質和膽固醇，尤其大腦中磷脂含量更高，幾乎占到了成分的一半。許多微量營養素對大腦都是寶貝，比如鋅、碘、維生素B_1、維生素B_{12}。

那麼突觸中當作信使的化學物質是什麼？我們把這類化學物質叫作神經遞質。不同的神經遞質代表著不同的信息，有悲傷的，有歡快的，有幫助記憶的，有告訴你趕緊睡覺的。遞質不同，神經細胞傳出的信息不同。

雖然神經種類很多，但大多數神經遞質需要的營養素都是蛋白質類。

有個高二學生，本來學習成績很好，但是近一兩年來感到學習越來越費力。他很努力學習，不玩手機和電腦，但是腦子好像鏽住了，空的，經常失眠，有時很煩，對一點點刺激反應就非常強烈，事後自己也知道剛才的反應比較過分，但就是控制不住。有時候實在太煩了，為了不影響他人，他就跑到外面亂走，或者在外面亂吼幾聲，這些行為把全家人都嚇壞了。家長帶著他到處看病，做了許多次頭顱核磁和CT，結果都是正常的，沒有人能說出是什麼病。當然上課是上不下去了，他只好休學在家。

當我見到他時，看到的是一個瘦瘦黑黑的小夥子，不太高，很懂禮貌，溝通也算順暢。仔細問了半天，發現他沒有焦慮抑鬱，也沒有精神分裂，只不過是腦子反應速度減慢。

什麼原因呢？

這孩子高中之後住校，是個很好的學校。但是，從小這孩子只會學習，從來沒有關注過怎樣做飯和該吃什麼，媽媽做好飯，他張口吃飯就是。由於不懂營養的重要性，上高中之後自然會選擇又好吃、又便宜、又方便的食物來吃。

大家想想有哪些好吃、便宜且方便的食物？方便麵、麵條、麵包、小食品，還有饅頭、烙餅等等。

這個孩子家住河南，河南人飲食習慣中肉類食物不多，所以他從小就不喜歡吃肉，當然更不會喝牛奶，雞蛋一周能吃2～3個。他喜歡吃米麵類食物，還有蔬菜，偶爾也吃吃超市的小食品。

長期缺乏營養會影響腦功能，所以高二的時候他的學習開始越來越吃力。

我告訴他：「神經細胞最喜歡動物類食物、堅果類食物和蔬菜水果，你吃的都是糧食，而且是精麵做的，是空能量，你必須吃雞蛋、肉類、魚類、蔬菜和水果。」

他很聽話，把三餐當作治病，半年後告訴我他已經能夠坐下來看書，睡眠也好了很多。一年後，他已經完全恢復正常，回學校復課，準備高考。

抑鬱其實是大腦營養不良

相信大家對抑鬱症多多少少都有些瞭解，這種精神狀態跟一種神經遞質5-羥色胺的缺乏有很大關係，那麼5-羥色胺是幹什麼的呢？

5-羥色胺也稱血清素，在認知功能方面扮演著重要角色，如大腦記憶和情緒等，因此缺乏這種遞質時會患上抑鬱症。

5-羥色胺是一種單胺類神經遞質，由色氨酸轉化生成。

胺類化學物質與氮元素有關，人體中只有蛋白質含氮元素。所以說到底，胺與蛋白質有關。那麼色氨酸是什麼？它首先是必需氨基酸，也就是只有吃進去的食物裡才有。那麼什麼樣的食物裡含有色氨酸呢？含量最多的是動物類食物，另外豆類裡有一些，儘管某些水果裡有色氨酸，但量不多，而蔬菜和米麵中色氨酸幾乎為零。

研究表明，參與合成5－羥色胺的營養素包括色氨酸、ω－3脂肪酸、鎂和鋅。ω－3脂肪酸藏在深海魚類食物中。鎂在粗糧、綠葉蔬菜和海產品中都有，含量最高的是牡蠣，其次是動物內臟。所以，我們必須吃一些動物類食物，四條腿、兩條腿、沒有腿的都要吃，內臟也要每週吃一些，這樣才能從根本上緩解抑鬱症狀。

以前我在門診看到抑鬱症的人只用抗抑鬱藥，自從2004年我學習營養學之後，就開始給患者增加了飲食指導。我發現增加了營養方面的輔導以後，患者一方面身體狀態越來越好，另一方面抗抑鬱藥能夠很快撤下來，並且不容易復發。

周圍神經炎是神經系統棄卒保帥的結果

髓鞘是神經細胞軸突的外衣絕緣層。有了髓鞘，軸突上傳遞的電信號才不至於串線，才能精準定位。凡是具有髓鞘的神經纖維，稱為有髓神經纖維，傳導速度特別快，而且定位準。例如，手被針扎了一下，你立即感覺到手疼，並且能精準地定位是哪個手的哪個部位被針紮了。

你肯定會問了，那有沒有無髓神經纖維？

確實，在神經系統中，還存在一類沒有髓鞘包裹的神經。這類神經元的軸突由於沒有髓鞘，所以傳導速度會減慢，定位也常常不準。比如，我們都有肚子疼的時候，但我們很難去精準定位到底是肚子的哪個點疼，只能說肚子的某個部位痛，所以，無髓神經纖維傳導速度慢而且不夠精準。

髓鞘這層絕緣層，在神經系統中是由神經膠質細胞和雪旺細胞承擔的。如能弄明白負責髓鞘功能的細胞所需的營養素，就能找到正確的補充方法。

我曾遇到過一位65歲的女患者。她經常出現雙手指尖麻木，早上尤其明顯。她很擔心，害怕是腦血栓。

以前她有糖尿病，一直用藥控制，血糖控制得基本還不錯。查體時，我發現患者記憶力不好，聽力不好，一個問題要反覆說好幾遍。我們神經科醫生查體是用叩診錘敲擊肢體的肌腱，看反射好不好。這個患者檢查結果是四肢腱反射完全消失，針刺患者的手，發現還算比較敏感。

最終她被診斷為「周圍神經炎」，這是糖尿病的併發症之一。

我給患者安排了頭顱核磁檢查，目的是查看一下記憶力下降的原因。

一周之後，她帶來了核磁片子，結果沒有看到腦血栓，卻是明顯的白質脫髓鞘。

什麼是白質脫髓鞘呢？

大腦的主要成分是磷脂、蛋白質和膽固醇，髓鞘裡蛋白質較多，呈白色，被稱作白質。

白質脫髓鞘，指大腦裡白質集中的部位萎縮了，這個部位是膠質細胞形成髓鞘的部位，也就是說膠質細胞數量少了或者萎縮了。由於髓鞘發生了質量的改變，自然導致神經傳導速度發生變化，臨床表現就是這個人記憶力下降，反應速度減慢。

周圍神經的髓鞘也受到了影響，所以出現了手指尖麻木，肌腱反射消失的現象。

為什麼眼前這個人會出現白質脫髓鞘以及周圍神經炎的症狀呢？

我問了一下她的飲食。這個患者平時特別愛吃米麵；瘦肉一天25克，雞蛋一周吃1個，魚大概兩周吃一次，也就吃帶魚段這麼一小塊兒，肥肉不吃，內臟不吃，牛奶不喝；一周吃1～2次豆腐，一次能吃50克；蔬菜每天能吃半斤左右，水果不吃；堅果一天吃1～2次，約25克。

很明顯，飲食太偏了，以主食為中心而忽略了細胞真正需要的營養。瘦肉一天25克，一周才吃一個雞蛋，魚吃得也不多，這樣的蛋白質攝入量怎麼能夠修復身體？

身體是很聰明的，「棄卒保帥」是它的本能。對單個神經元細胞來說，大樹的樹枝和樹葉是細胞的最重要部分，而樹幹延伸出去的神經末梢是遠端部分。當細胞裡的營養成分不足時，細胞只能下狠心犧牲掉遠端，保證中心細胞的存活，也就是讓大樹的樹枝和樹葉存活。而犧牲了遠端的樹根，此時在患者身上就會表現為肢體發麻和反應遲鈍。無獨有偶，另一個神經脫髓鞘的病歷也讓我記憶猶新。

那年我家裝修，有個工人小夥子，20多歲，很瘦，得了一個很痛苦的疾病——三叉神經痛，常常面部劇烈疼痛，像被刀割一樣，痛不欲生。

我之前在神經內科工作了26年，對這種病太熟悉了，看他面色愁苦，一直在堅持工作，便主動跟他聊了幾句。

我問他在吃什麼藥，他說在吃卡馬西平。

這個藥我很熟悉，作用機理是抑制神經元細胞異常放電。藥物治標不治本，我更想探明究竟，因為對三叉神經痛來講，主要原因是神經髓鞘的損傷造成神經傳導的短路，搞清楚為什麼髓鞘損傷最為重要。

髓鞘的成分是磷脂、蛋白質和膽固醇，這個小夥子很有可能是飲食中缺乏這些成分。

果不其然，小夥子說：「我不喜歡吃肉，很少吃雞蛋，我喜歡吃麵食和蔬菜。」

我耐心地開導他：「你如果想治好你的病，必須把神經髓鞘需要的成分補上。你幹的是力氣活，消耗量大，不僅消耗大量的碳水化合物，也需要很多蛋白質和脂肪。」

小夥子有些畏難情緒：「您的主意很好，但是我吃不下去肉，雞蛋還可以。」

我問他：「你能吃內臟嗎？肝臟、腎臟裡也有很多磷脂、蛋白質和膽固醇。」

小夥子笑了：「這些行，我喜歡吃內臟。雞蛋以後我多吃點。」看完上面兩個例子，大家是不是也有點啟發，出現神經系統的疾病，要換個思維，先想想是不是在日常飲食中缺少神經細胞需要的營養素了？

那麼，神經細胞到底需要什麼樣的營養素？

第一、中樞神經系統需要持續穩定的葡萄糖供應，原因是大腦裡沒有糖原，也不會直接轉化來利用脂肪生成能量。

第二、與其他細胞需求一樣，神經細胞除需要組成結構的磷脂、蛋白質和膽固醇之外，還需要維生素和礦物質。

第三、神經細胞還需要一些特殊的成分，如卵磷脂、膽鹼、維生素B_1、維生素B_6、維生素B_{12}、維生素E、鋅和不飽和脂肪酸等。

什麼樣的食物中卵磷脂多？雞蛋、肝臟和大豆。

什麼樣的食物中膽鹼多？肝臟、蛋黃，其次是紅肉、奶製品。

什麼樣的食物中維生素B_{12}多？在人類的飲食中，維生素B_{12}的主要來源是動物類食物，而植物類食物基本上都不含維生素B_{12}。

什麼樣的食物中維生素E多？芝麻、核桃仁、花生米、瓜子、瘦肉、乳類、動物肝、蛋黃和黃綠色蔬菜。

什麼樣的食物中不飽和脂肪酸多?·植物油、深海魚和堅果。

大家是不是發現神經細胞所需的重要營養成分主要在這幾類食物中：蛋類、肉類、肝臟、堅果、植物油類、深海魚及黃綠色蔬菜，這幾類食物是大腦最重要的營養源。

後記

回顧前面的內容，大家只須記得，七大營養素組成了細胞，並且是細胞代謝的基本底物，吃東西不僅是為了讓我們有飽腹感，更重要的是為了讓我們活下來，不但要活下來，還要活得更好。

大家看過此書後，可以逆轉思路，對身體不適不要只想著治標，多從治本上想想。遇到疾病，先從自己的飲食習慣上反思，先從營養素這個角度找找原因，想想辦法，有了這樣的思維方法，對於疾病的痊癒一定會非常有助力。

人體極其複雜，如果能把人體代謝的問題簡單化，把複雜的人體簡化為四種組織，儘管不完美，但卻不失為一種解決問題的思路。

希望我們每個人都可以將疾病與營養素相聯繫思考問題，找到疾病的解決方法，謹以此書來幫助大家「吃對飯，少生病」。

針對更多具體疾病的平衡膳食法則，我將會在第二本書《你是你吃出來的　慢性病康復的飲食密碼》中予以詳述。

謹以此書獻給熱愛生命，願意從源頭上守護健康的人們。

「以前告訴病人的是無奈地接受殘酷的現實，現在告訴他們的是：來，跟著我的健康導航系統走，慢慢地，你會越來越健康。於是，剩下的只有忙並快樂著。」

———夏萌

夏萌

北京安貞醫院臨床營養科 創科主任

北京安貞醫院神經內科　 主任醫師

北京三博腦科醫院神經營養科 主任醫師

中國抗衰老促進會創新與應用分會 副會長

北京整合醫學學會功能醫學分會　 副會長

北京衛視：

《養生堂》《我是大醫生》等電視節目 主講嘉賓

擅長神經內科各種常見病、疑難雜症的營養調整

擅長危重症患者的營養支持、各種慢病的營養診療

出版醫學科普書

《你是你吃出來的》榮獲：

「2018 年華東地區優秀科技圖書獎」

《營養方向別跑偏》榮獲：

第五屆「中國科普作家協會優秀科普作品獎」銀獎

歡迎關注：

夏萌醫師新作品———

《你是你吃出來的 慢性病康復的飲食密碼》

《你是你吃出來的》姐妹作 / 瑞昇文化

TITLE

你是你吃出來的

STAFF

出版　瑞昇文化事業股份有限公司
作者　夏萌

創辦人 / 董事長　駱東墻
CEO / 行銷　陳冠偉
總編輯　郭湘齡
文字編輯　張聿雯　徐承義
美術編輯　謝彥如
校對編輯　于忠勤
國際版權　駱念德　張聿雯

排版　洪伊珊
製版　明宏彩色照相製版股份有限公司
印刷　桂林彩色印刷股份有限公司

法律顧問　立勤國際法律事務所　黃沛聲律師
戶名　瑞昇文化事業股份有限公司
劃撥帳號　19598343
地址　新北市中和區景平路464巷2弄1-4號
電話　(02)2945-3191
傳真　(02)2945-3190
網址　www.rising-books.com.tw
Mail　deepblue@rising-books.com.tw

初版日期　2024年2月
定價　400元

國家圖書館出版品預行編目資料

你是你吃出來的：吃對少生病,病了這樣吃 / 夏萌著.-- 初版. -- 新北市：瑞昇文化事業股份有限公司, 2024.02
352面；　14.8x21公分
ISBN 978-986-401-701-0（平裝）

411.3　112022900